Walter Lübeck

Guarana
Das Energie-Elixier

»Die gesunde Variante der Anregung«

Guarana zur Steigerung der Lebensqualität
auch bei Müdigkeit und Kopfschmerzen, für Konzentration
und Leistungskraft und zum Senken des Hungergefühls
Mit großem Rezeptteil

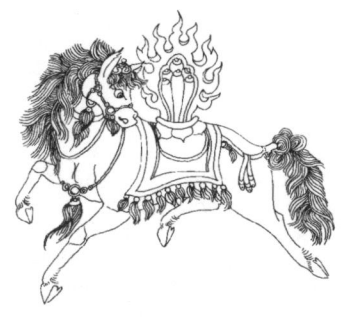

WINDPFERD

Wichtiger Hinweis

Die in diesem Buch wiedergegebenen Informationen sind sorgfältig recherchiert worden und werden nach bestem Wissen und Gewissen weitergegeben. Gleichwohl übernehmen weder der Autor noch der Verlag Haftung für Schäden irgendeiner Art, die direkt oder indirekt aus der Anwendung oder Verwendung der Angaben in diesem Buch entstehen.

Die in der vorliegenden Schrift angegebenen Informationen sind ausschließlich für Interessierte und zur Fortbildung gedacht und keinesfalls als Diagnose- oder Therapieanweisungen im medizinischen Sinne zu verstehen. Bei Verdacht auf Erkrankungen empfehlen wir unbedingt den Besuch bei einem Mediziner und raten ausdrücklich von der Selbstdiagnose und -behandlung ab. Der Gebrauch von Guarana sollte, wie auch der Einsatz anderer Hausmittel und Nahrungsergänzungen, mit dem behandelnden Mediziner und einem fachkundigen Apotheker individuell abgesprochen werden.

Der Autor Walter Lübeck

Walter Lübeck ist seit 1988 als Seminarleiter für Alternative Heilweisen, Ganzheitliche Persönlichkeitsentwicklung und Erfolgstraining tätig. Mehr als 7000 Teilnehmer besuchten seitdem seine Seminare, Vorträge und Workshops in Deutschland, Österreich und der Schweiz.

In 17 Büchern, die in 11 Sprachen übersetzt sind und diversen Beiträgen für Fachzeitschriften stellt er die Ergebnisse seiner Arbeit einer breiten Öffentlichkeit zur Verfügung. Sein beruflicher Hintergrund beinhaltet unter anderem eine Heilpraktiker- und Reiki-Meister-Ausbildung, ein über 10jähriges Studium der Klassischen und Komplexhomöopathie sowie der Phytotherapie, ein NLP-Training und die über 15jährige Auseinandersetzung mit Alternativen Therapien und gesunder Ernährung. Walter Lübeck ist eingetragen im Blauen Schweizer Who's Who.

Impressum

1. Auflage 1999

© 1999 by Windpferd Verlagsgesellschaft mbH, Aitrang
Alle Rechte vorbehalten
Umschlaggestaltung: Kuhn Grafik, Digitales Design, Zürich
Fotos: Beat Ernst, Basel: S. 7,9,10,16,23,44;
Ulla Mayer-Raichle: S. 4; Schneelöwe: S. 46
Lektorat: Kristina Lohfeldt; Korrektorat: Gabriele Wurff
Layout/Satz: *panta rhei!* – MediaService Uwe Hiltmann,
Niedernhausen/Ts.
Konzeption und Herstellung: Schneelöwe, Aitrang

ISBN 3-89385-300-6

Printed in Germany

Inhaltsverzeichnis

Einleitung 5

Kapitel 1 • Die Guarana Story 11
Ein Missionar entdeckt Guarana für den Westen 11
Guarana verbreitet sich in der Welt 15

**Kapitel 2 • Die traditionelle Herstellung von
Guarana und die besten Rezepte aus
der „Dschungelküche"** 17
Die traditionelle Verwendung von Guarana 18
Guarana-Rezepte-Tips – zum Ausprobieren
und Schlemmen 19
Auch süße „Sünden" hält das Genießen mit Guarana bereit 22

**Kapitel 3 • Was sagen Erfahrungsheilkunde und
moderne Medizin über die Eigenschaften
von Guarana?** 25
Wie kommen die Wirkungen von Guarana zustande? 28
Nebenwirkungen, Wechselwirkungen und Gegenanzeigen 31
Ein wichtiger Hinweis zum Schluss 34
Die Inhaltsstoffe von Guarana 35

Kapitel 4 • Guarana – wie es richtig angewendet wird 45
Wie Sie Guarana im Alltag richtig anwenden 45

**Kapitel 5 • Fit forever? Sinn und Unsinn
von Vitalisierungsmitteln** 49
Ein kleiner Test für bewusste Genießer 50

Kapitel 6 • Fragen und Antworten 53

Anhang 56
Literaturangaben 56
Anmerkungen 58
Adressen und Bezugsquellen 60

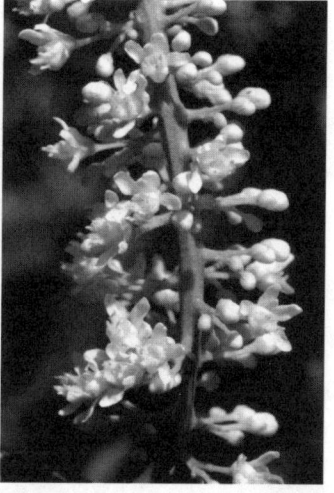

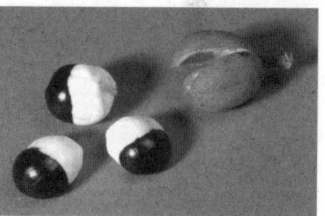

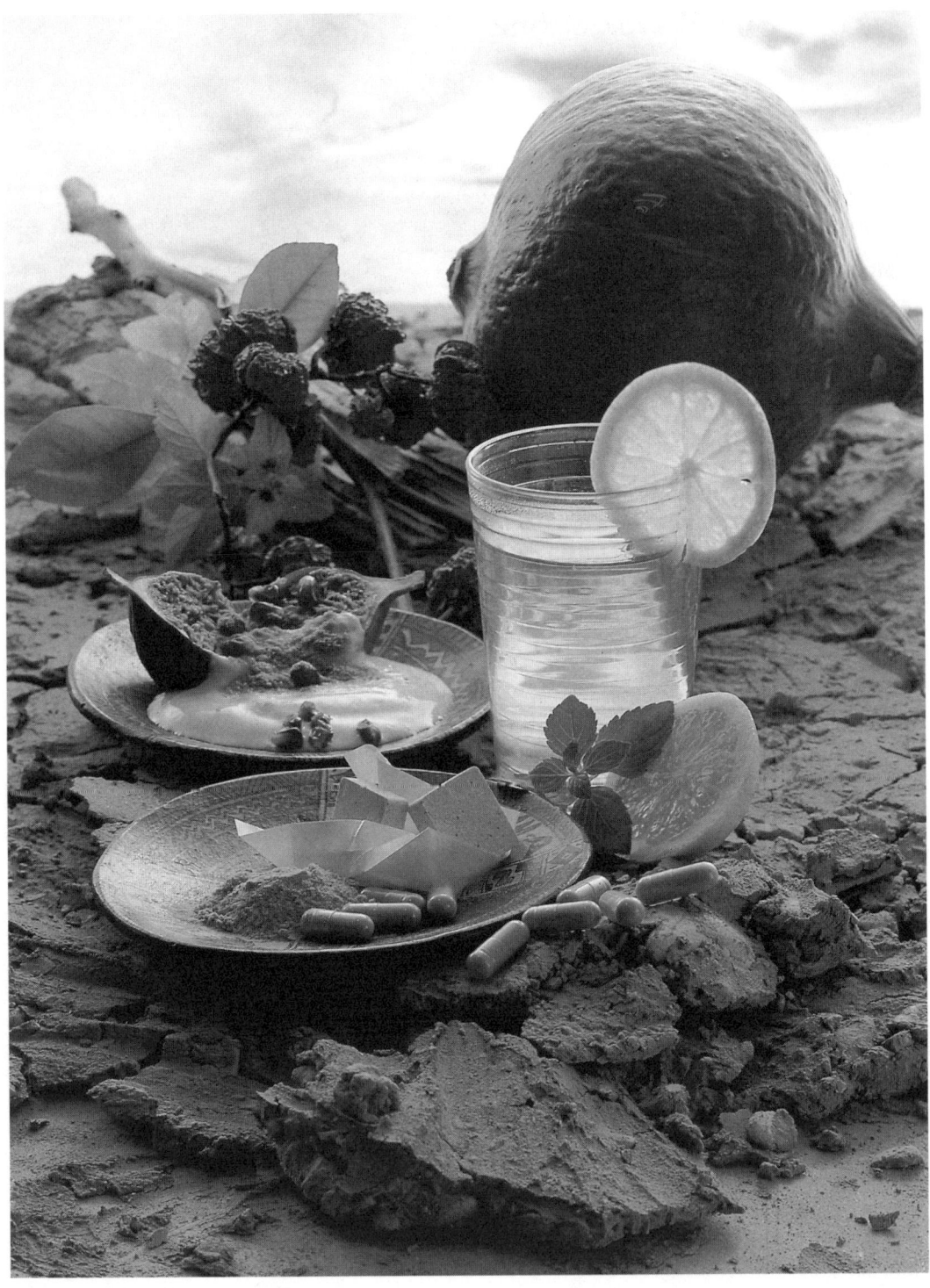

Einleitung

Guarana ist ein Naturprodukt

Angenommen, Sie würden von einer pflanzlichen Nahrungsergänzung hören, die körperlich und geistig so richtig fit macht, die die Vitalität nachhaltig zu steigern vermag, dabei gut verträglich ist, preiswert, angenehm im Geschmack, auf vielfältige Weise zu genießen, die nicht zu Abhängigkeit führt, dem Körper auch langfristig keinen Schaden zufügt, sondern im Gegenteil sogar noch eine eindrucksvolle Reihe von positiven Wirkungen auf die Gesundheit vorzuweisen hat. Würden Sie mehr darüber erfahren wollen? Würden Sie genau wissen wollen, was an der Sache dran ist?

Ich bin zweimal in eine solche Situation gekommen und entschied mich zu guter Letzt, es wissen zu wollen. Die auf diesen Entschluss folgenden gründlichen Recherchen waren außerordentlich spannend. Und ... nun, diese Pflanze existiert! Sie wird Guarana genannt und das vorliegende Buch kann Ihnen ausführliche Auskunft über alles geben, was mit Guarana und Gesundheit zu tun hat. Vielleicht fasziniert es Sie ähnlich wie mich.

Guarana und Gesundheit: ein interessantes Thema!

Guarana – ein schlechter Start in den Achtzigern

Von Guarana hörte ich das erste Mal irgendwann gegen Ende der 80er Jahre. Was ich *damals* erfuhr, war nicht gerade dazu geeignet, mich für dieses neue „Rauschgift", wie es von vielen bezeichnet wurde, einzunehmen. Tatsächlich waren damals Bestrebungen von verschiedenen Importeuren im Gange, systematisch eine Art Drogenimage für Guarana aufzubauen. Es wurde zum Teil in verbeulte, leicht verschmutzte Pappschachteln verpackt; es gab künstlich hervorgerufene „Lieferschwierigkeiten", um den Anschein von Schmuggelware zu erwecken. Und es wurden – erwiesenermaßen falsche – Aussagen über die Wirkung von Guarana gemacht, die es in die Nähe von Kokain und anderen Rauschmitteln rückten. Natürlich schadete dies dem Ansehen von Guarana in der Öffentlichkeit immens. Hinzu kamen ein paar größere Lieferungen dieser pflanzlichen Nahrungsergänzung in den Handel, deren Haltbarkeitsgrenze bereits weit überschritten

Geschäftemacher wollten ein Drogenimage aufbauen

war. Einige Importeure hatten die Ware – wen wundert´s – in Südamerika besonders günstig erstanden und wussten es nicht besser oder wollten möglicherweise einfach auf leichte Weise viel Geld machen. Was die Wahrheit ist, lässt sich heute nur noch vermuten. Das „Billig-Guarana" wies einen hohen Gehalt an so genannten Afflatoxinen (Schimmelgiften) auf. Bei den unglücklichen Konsumenten des verdorbenen Guaranas stellten sich dadurch auch mit unschöner Regelmäßigkeit Erbrechen, Durchfall und Erschöpfung ein. Diese Symptome wurden natürlich leider mangels einer anderen Erklärung der Wirkung des Guaranas an sich zugerechnet.

Unverantwortliche Werbung mit völlig überzogenen Aussagen über den „Wunderschlankmacher aus dem Regenwald", mit dem man angeblich zwei Kilo Gewicht in zwei Tagen verlieren könne, oder auch die Vermarktung als eine Art Superaphrodisiakum ruinierten den Ruf von Guarana zu dieser Zeit beinahe vollständig. Trotzdem eroberte es sich mit der Zeit ein überzeugtes Stammpublikum, das seine tatsächlichen wohltuenden Wirkungen durch eigene gute Erfahrungen zu schätzen lernte. Die Effekte der Heilpflanze aus dem Amazonasdschungel sind naturgemäß längst nicht so spektakulär, wie es sich mancher vielleicht vom immer wieder neu in der Werbung beschworenen „Stein der Weisen" wünscht, jedoch so bemerkenswert, dass Guarana seit vielen Jahrhunderten in weiten Teilen Südamerikas ein begehrtes Volksheilmittel ist und lange Zeit sogar wegen seines hohen gesundheitlichen Wertes als Zahlungsmittel eingesetzt wurde.

Heute ist so etwas nicht mehr möglich. Guarana ist sogar als Pharmazeutikum zugelassen und wird entsprechend kontrolliert.

Guarana ist heute ein anerkanntes Arzneimittel ...

Erst in den letzten Jahren gab es eine Trendwende bezüglich Guarana, als immer mehr seriöse Informationen über diese besondere Pflanze in die westliche Welt gelangten. Im Verlaufe meiner Recherchen über natürliche Nahrungsmittelergänzungen stieß ich immer wieder auf den Namen Guarana und begann irgendwann, die angebotenen Berichte von Wissenschaftlern und überzeugten Anwendern näher in Augenschein zu nehmen. Nach ei-

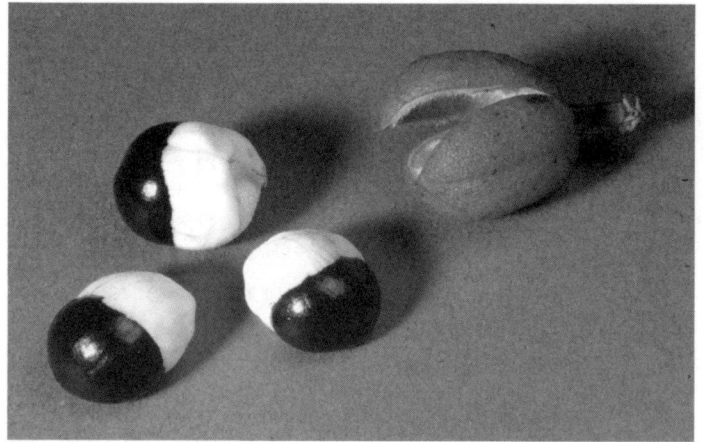

Beim Betrachten der Guarana-Samen scheint es, als würde er uns mit Augen anblicken. Die traditionelle Verarbeitung beginnt, sobald sich das erste „Auge" öffnet

nigen Monaten des Zögerns und Abwägens, wie immer in solchen Fällen, fing ich selbst an, Erfahrungen mit Guarana zu sammeln. Der sanfte, jedoch nachhaltige Kräftigungseffekt überraschte mich positiv und auch Freunde und Bekannte, die ab und zu mit mir zusammen mit alternativen Methoden ein wenig experimentieren, gaben ähnlich interessante und eindrucksvolle Rückmeldungen. Auch bei verschiedenen gesundheitlichen Problemen zeigten sich die positiven Wirkungen der heiligen Pflanze der Mauès-Sateres-Indianer aus dem Amazonasdschungel: Durchfall, heftige Kopfschmerzen, Fieber und durch plötzlichen Wetterumschwung hervorgerufene Erschöpfung sprachen sehr gut auf die Heilkraft von Guarana an. Unangenehme Nebeneffekte fanden wir bei sachgemäßer Anwendung bisher keine, obgleich so etwas in der Literatur in seltenen Fällen erwähnt wird.

Bald nahm Guarana einen festen Platz in der Hausapotheke ein und ersetzte schnell bei vielen meiner Freunde und Bekannten den Kaffee als Muntermacher. Denn bei Guarana gibt es so leicht keine Magen- oder Herzbeschwerden, keine Nervosität und Überreiztheit oder Schlafstörungen. Es wirkt sanft und mit ganzheitlicher Kraft.

Nach Selbsttests bekam Guarana einen Platz in der Hausapotheke

... und ein naturgesunder Fitmacher

**Heilpflanzen, die
tägliche gesunde
Nahrungsergänzung**

Auf diese Weise wurde die Idee zu diesem Buch geboren. Denn ich bin der Ansicht, dass es an der Zeit ist, jahrtausendealtes Erfahrungswissen um natürliche, gesundheitsfördernde Fitmacher und Heilpflanzen in der Öffentlichkeit zu verbreiten, anstatt unsere Gesundheit mit dem oft völlig überflüssigen Konsum synthetischer Produkte zu gefährden.

Sicher gibt es einige Fälle, für die zum Beispiel chemische Medikamente benötigt werden. Doch die Erfahrung der Naturheilkunde zeigt immer wieder, dass derartige Präparate in breiten Kreisen oft total bedenkenlos angewendet werden. Und: Wer ständig „chemische Keulen" schluckt, wird leicht resistent gegen deren Wirkungen und hat das Nachsehen, wenn die synthetischen Medikamente einmal wirklich gebraucht werden sollten. Mit den zum Teil jahrtausendealten Heilpflanzen ist dies meist anders. Sie werden, wie im Fall des in der vorliegenden Schrift besprochenen Guaranas, oft traditionell seit Menschengedenken als tägliche Nahrungsergänzung eingesetzt, weil sie gut verträglich und auch für Gesunde von hohem, vitalisierendem Wert sind.

Beispiele aus westlichen Ländern dafür sind der Schwarze Tee und der Kaffee. Kaum ein Laie würde die beiden letztgenannten Produkte wohl als verschreibungspflichtige Medikamente bezeichnen! Trotzdem können diese Produkte eine Reihe von durchaus medizinisch zu nennenden Wirkungen entfalten – und zum Teil mit der Zeit bei unsachgemäßem Gebrauch eine breite Palette recht unangenehmer Nebenwirkungen erzeugen! Ihre natürlichen Ahnen, der Grüne Tee und die grüne Kaffeebohne, sind wiederum sehr viel sanfter und im Sinne des Wortes heilender als ihre „kultivierteren" und so ihrer Natürlichkeit beraubten Enkel.[1] Hinzu kommt der in

---

Guarana

Botanische Bezeichnung:
  Familie: Sapindaceae (Guarana gehört zur Familie der Seifenbaumgewächse).
  Genus: Paullinia.
  Species: Cupana.[2]
Ethnische Namen: Panela Supana; Uabano; brasilianischer Kakao; Uaranzeiro; Guaranakletterstrauch; Guaranastruik; Quarana; Quarane.
Vorkommen: Tropischer Dschungel (Regenwald) Südamerikas. Der botanische Name des Guaranas, Paullinia cupana, leitet sich von dem deutschen Arzneimittelbotaniker C. F. Paullini ab, der 1712 starb.

modernen Plantagen oft industriell durchgeführte Anbau, die Verwendung von Spritzmitteln und synthetischem Dünger. Zwar gibt es immer mehr bewusste Verbraucher, die nur rückstandskontrollierten Kaffee und eben solchen Schwarztee in ihre Einkaufstasche gelangen lassen, doch ist diese zutiefst gesundheitsfördernde Verhaltensweise leider noch längst nicht zum Standard geworden. Auch bei den Anbaumethoden, der Ernte und Verarbeitung von Kaffee und Schwarztee gibt es enorme Unterschiede. Ganzheitlich orientierte Erzeuger bemühen sich nach Kräften darum, gute Qualität für gesundheitsbewusste Verbraucher zu liefern. Allerdings ist qualitativ hochwertige Ware auch im Schnitt etwas teurer – schließlich ist sie ja auch wertvoller.

Guarana stammt heutzutage zwar auch zu einem Teil aus Plantagen, jedoch haben sich in diesem Zusammenhang die zuständigen Regierungsstellen ausnahmsweise kompetent gezeigt und sorgen für die Einhaltung von im Großen und Ganzen korrekten Anbau-, Ernte- und Verarbeitungsbedingungen. Sie fördern auch die traditionelle Herstellung und Wildpflückung.[3] Immerhin ist die Heilpflanze aus dem Amazonasgebiet mittlerweile ein Exportschlager von weltweiter Bedeutung. Weiterhin gibt es inzwischen eine größere – und ständig steigende – Zahl von Plantagen, die nach ganzheitlichen ökologischen Grundsätzen bewirtschaftet werden.

Guarana ist ein natürlicher Schatz, der gerade für den Westler von enormem Wert sein kann. Seine sanfte, breitangelegte leistungssteigernde Wirkung kann eine effiziente natürliche Hilfe in der konstruktiven Auseinandersetzung mit Stressproblemen und Leistungsabfall sein.

Möge dieses Buch über Guarana Ihnen ein Helfer dabei sein, Ihr schlummerndes Vitalitätspotenzial zu erwekken, zur vollen Kraft zu entfalten und zu pflegen.

Ihr

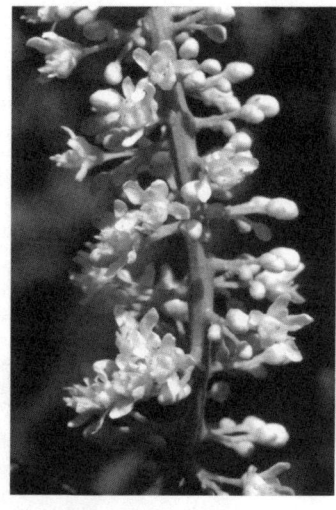

Der Guarana-Strauch entwickelt weißliche bis hellgelbe Blüten

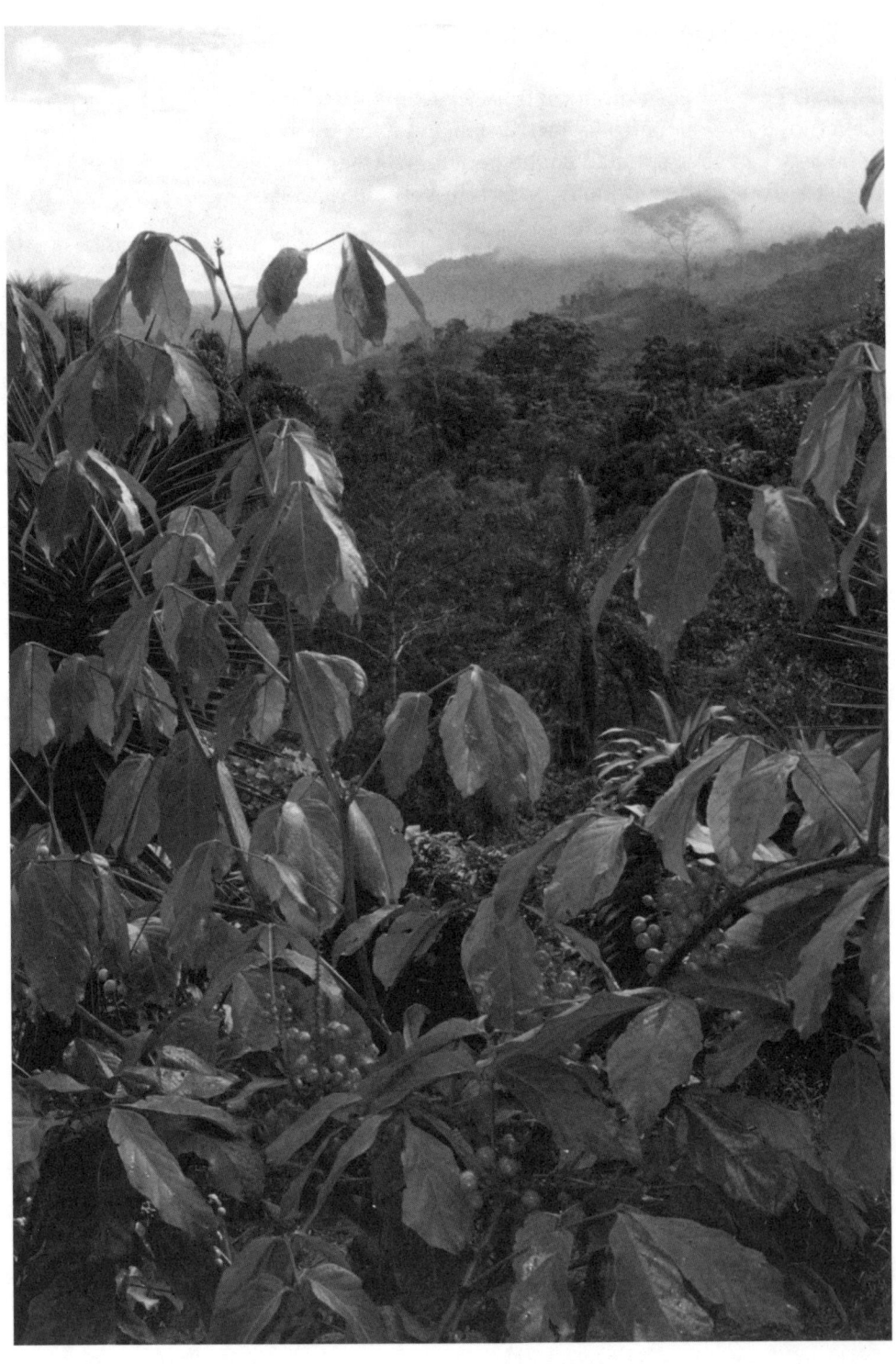

Kapitel 1

Die Guarana Story

Die Entdecker der segensreichen Wirkungen des Guaranas sind die dem Stamm der Mauès-Sateres[4] angehörenden Indianer, seit Urzeiten Bewohner einer Kernregion des Amazonasdschungels. In ihrer Mythologie hat diese besondere Pflanze bemerkenswerte Spuren hinterlassen: Es gibt eine eindrucksvolle Legende darüber, wie die Guaranapflanze zu ihnen gelangte.[5]

Bei den Amazonas-Indianern seit Jahrhunderten im Gebrauch

Wie lange genau die Mauès-Sateres-Indios, ein dem Volk der in Argentinien, Brasilien, Paraguay und Uruguay beheimateten Tupi-Guarani angehörender Stamm, Guarana bereits gebrauchen, lässt sich allerdings mangels langfristiger Geschichtsschreibung nicht sagen. Mit Sicherheit ist es ihnen aber bereits schon viele Jahrhunderte vor der Kolonisation durch die spanischen Konquistadoren bestens bekannt gewesen.

Ein Missionar entdeckt Guarana für den Westen

Ein jesuitischer Missionar mit Namen Joao Felipe *Bettendorf*, der in dem Gebiet der Mauès-Sateres tätig war, gab um das Jahr 1669 die erste mir bekannte schriftliche Kunde über das Guarana an die Öffentlichkeit. Voller Erstaunen beschrieb er die von ihm auf seinen Reisen im Amazonasdschungel in einer bestimmten Region angetroffenen Ureinwohner als den bei weitem gesündesten und vitalsten Stamm, den er je in Südamerika kennengelernt habe. Diese von ihm entdeckten Mauès-Sateres-Indios begründeten ihre seit Generationen beinahe sprichwörtliche Gesundheit durch den regelmäßigen Genuss von traditionell zubereitetem Guarana.

Gesundheit durch regelmäßigen Guarana-Genuss

Padre Bettendorf probierte das „Wundermittel" selbst und konnte seinen Gastgebern bald vollends in ihrem Lob über diese besondere Pflanze beipflichten. Guarana sei für diesen Stamm eine von Gott verliehene Segnung! Eine

Foto S. 10: Der Guarana-Strauch gedeiht am besten in Gebieten des tropischen Regenwaldes

einzige Pflanze helfe ihnen seit Menschengedenken in dem dampfendheißen Extremklima des südamerikanischen Regenwaldes[6] vital und gesund zu sein, sie reduziere auf den mitunter langen Jagdreisen der Krieger den Appetit und erhalte gleichzeitig nicht nur die volle Leistungsfähigkeit aufrecht, sondern steigere sogar die Wachheit der Sinne, das Reaktionsvermögen und die Belastungsfähigkeit von Körper und Geist in bedeutsamem Maße. Die Pflanze, die bei den Mauès-Sateres auch wegen ihres kuriosen Aussehens (siehe Foto S. 16) als „Geheime Augen" bekannt ist, erweist sich weiterhin als sehr wirkungsvoll bei vielen Arten von Kopfschmerzen und Migräne, Durchfall, Fieber und Krämpfen, wie sie zum Beispiel oft Frauen kurz vor und manchmal während der Mensis haben (PMS)[7], sowie zur Verbesserung der Nierenfunktion (Wasserausscheidung). Die Frucht der „Geheimen Augen" und die aus ihr gewonnenen Zubereitungen sind für diesen Stamm sehr kostbar und wurden oft auch – nicht nur in seiner Region – als eine Art Zahlungsmittel verwendet.

„Geheime Augen"

Guarana wird von den Indios hoch geschätzt und wohl deswegen auch künstlerisch bearbeitet. Es gehört zur traditionellen Guarana-Verarbeitung, dass ein Teil des aus den Früchten zubereiteten Breies für die Herstellung kleiner Figuren von Männern, Frauen, Tieren, Pflanzen, ja sogar ganzen Gruppen von Menschen und der Darstellung von Szenen aus dem Dorfleben verwendet wird. Nach einem anschließenden Trocknungsprozess, der den kleinen Ethno-Kunstwerken eine gewisse Dauerhaftigkeit verleiht, werden die reliefartigen Plastiken mit heimischen Farben bemalt. Es heißt, die auf diese Weise hergestellten Artefakte seien den Indios heilig und würden mitunter auch zu spirituellen Zwecken, für Rituale und Zauberei gebraucht. Wer den weiter unten beschriebenen Guarana-Mythos kennt, wird sich über dies nicht allzu sehr wundern. Schließlich besagt die Legende, dass der Segen und damit die Kraft eines hohen göttlichen Wesens auf dieser Pflanze liegt. Die ersten europäischen Siedler im Amazonasgebiet schmückten ihre Hütten und Häuser gern mit den Guarana-Reliefs der Indios.

Die Legende besagt, dass der Segen und damit die Kraft eines hohen göttlichen Wesens auf dieser Pflanze liegt

Bereits im 17. Jahrhundert wird Guarana von europäischen Wissenschaftlern analysiert

Theodor von Martius, ein deutscher Botaniker, war im 17. Jahrhundert wohl der erste Wissenschaftler, der Guaranasamen untersuchte. Er isolierte eine bitter schmeckende, weiße, kristalline Substanz daraus, die bemerkenswerte Effekte auf den Stoffwechsel des Menschen ausübte. Er nannte den Stoff *Guaranin*, nach der Pflanze aus der er extrahiert wurde. Später wurde entdeckt, dass Guaranin und Koffein chemisch identisch sind.

Bemerkenswerter Effekt auf den Stoffwechsel

Aus Guarana lassen sich wohlschmeckende Getränke zubereiten

Die Mauès-Sateres kennen aber nicht nur die Anwendung von Guarana als Paste oder getrocknete Masse, sie bereiten aus Guaranapulver auch mit heißem Wasser ein wohlschmeckendes Getränk, den beliebten *Guarana-Tee*, zu. Wie im Westen der Kaffee, wird er bei den um die kleine Stadt Mauès herum lebenden Indios traditionell als Frühstücksgetränk gereicht.

Guarana-Tee zum Frühstück

In Brasilien gibt es einen besonderen Softdrink, Guarana-Soda, der beinahe eine Art Nationalgetränk ist. Es ist nicht die sonst in der Welt so verbreitete Cola, sondern eine Zubereitung, deren wichtigster Bestandteil die Samen der Guaranapflanze sind. Mittlerweile wird diese Limonade auch in westliche Länder exportiert.

Für die Minenarbeiter in Brasilien ist Guarana ein täglicher Begleiter

Brasilianische Minenarbeiter trinken täglich Guarana-Tee, um stark für ihre schwere Arbeit unter den extremen klimatischen Bedingungen Brasiliens zu sein und nicht zu erkranken. Sie führen Guarana als Stab, dem so genannten *Bastao* oder Klumpen, ständig bei sich. Mit dem Zungenknochen des im Amazonasfluss beheimateten *Pirarucu-Fisches*, der so rau und hart ist wie eine Feile, raspeln sie bei Bedarf etwas von ihrem Guaranastück ab und bereiten daraus Tee zu.

Der Guarana-Mythos

Wie wohl bei allen Pflanzen von großer Heilkraft, ranken sich auch um den Ursprung des Gebrauchs von Guarana Mythen und Legenden, die seit Generationen von Mund zu Ohr im Stamm weitergegeben werden. Eine meines Erachtens besonders schöne Variante der Guarana-Sage habe ich für dieses Buch ausgewählt ...

Guarana war ein Geschenk des Gottes Tupa

Vor langer, langer Zeit wurde dem Stamm der Mauès-Sateres ein ganz außergewöhnliches Kind geboren. Es wuchs zu einem vielfältig begabten Jüngling heran, mit gutem Herzen und Mitgefühl für jeden. Wegen seiner großen Fähigkeiten, seiner Güte und Weisheit, mit der er seinem Volk in vieler Hinsicht half, hieß es bald, er wäre in Wirklichkeit kein Mensch, sondern ein Kind der Götter.

Gab es Streit im Dorf, verbreitete er Frieden und Gerechtigkeit, bei der sich jeder gut behandelt fühlte; gab es Eifersucht und Neid, fand er immer schnell Wege, die Eintracht und das harmonische Miteinander wieder herzustellen. Gehetzten, erschöpften Menschen brachte seine Gegenwart Ruhe und Erholung, er heilte sogar schwer Kranke und schützte den Stamm vor den Überfällen und Listen seiner Feinde. Sein Rat war gefragt und hoch geachtet und sogar die Stammesältesten prophezeiten ihm eine große Zukunft als weiser Führer ihres Volkes.

Doch nicht jeder war gut auf den genialen jungen Mann zu sprechen. Viele Geister des Dschungels, denen die Angehörigen des Mauès-Sateres-Stammes vor seinem Auftauchen seit Menschengedenken Opfer und Gebete dargebracht hatten, wurden nun nur noch an den heiligen Festtagen beachtet. Zwar waren einige der Geister zufrieden, weil ihr Volk glücklich war, doch waren andere vor Neid und Eifersucht nicht gefeit und suchten Wege, dem Konkurrenten in Menschengestalt zu schaden. Einer von ihnen, der mächtige Geist Jurupari, stellte dem Jungen, während dieser im Wald auf Nahrungssuche war, eine heimtückische Falle und konnte ihn so töten.

Großes Wehklagen und tiefe Trauer brach da unter seinen Stammesgenossen aus. Die Tränen, die Verzweiflung und die Not rührten die große Gottheit Tupa[9]. Auf einem gewaltigen Blitz ritt er vom Himmel zur Erde und erschien den Menschen, die vor Ehrfurcht in die Knie sanken und ihre Häupter beugten.

„Die frevelhafte Tat des bösen Geistes kann auch ich nicht ungeschehen machen", sagte Tupa, „sind doch Leben und Tod etwas, an das auch die Götter nicht rühren dürfen, doch ich werde euch ein Geschenk übergeben, dass euren Schmerz lindern und euren Stamm für die Ewigkeit segnen wird."

Die Gottheit wandte sich an die Mutter des ermordeten Jünglings und sprach zu ihr:

> „Begrabe die wunderschönen Augen deines Sohnes mit allen Ehren im Wald. In ihnen ist das heilige Licht der Götter noch wach. Bald wird daraus eine neue Pflanze wachsen, ein heiliger Strauch, denn auf ihm liegt mein göttlicher Segen. Die Früchte der Pflanze werden euch Kraft und Ausdauer, Wachheit der Sinne und Klarheit des Geistes schenken. Viele Leiden und Schmerzen wird sie sicher heilen und euch gute, göttliche Nahrung geben. Denkt an mich und daran, dass ich eurem Volk wohlgesonnen bin, wenn ihr sie verzehrt."
>
> Die Gottheit Tupa erfüllte ihr Versprechen an die Maués-Sateres und seit dieser Zeit gebraucht dieser Stamm die wohltätigen Früchte der Guaranapflanze, die sie auch „Wanna" nennen.

„Kraft und Ausdauer, Wachheit der Sinne und Klarheit des Geistes" dank Guarana

Guarana verbreitet sich in der Welt

In Brasilien werden guaranahaltige Getränke und Nahrungsmittelprodukte täglich von Millionen von Menschen genossen. Doch wie steht es mit dem Rest der Welt?

Seit den 80er Jahren stieg der Bekanntheitsgrad von Guarana bei der Bevölkerung der westlichen Industrieländer immens an. Immer mehr gesundheitsbewusste Menschen suchen nicht zuletzt im Zuge der Ökologie-, Esoterik- und Alternativmedizinbewegung nach ganzheitlichen Fitmachern und gesundheitsfördernden Naturprodukten zur Verbesserung der Lebensqualität. Im Zuge der Technobewegung trat Guarana in Form von Energydrinks, Kaugummi und Kraftriegeln einen regelrechten Siegeszug in den Chill-Out-Rooms der Discoszene und bei Events wie der berühmten Berliner *Love Parade* an. Unter einer wachsenden Zahl von Jugendlichen breitet sich das Verständnis aus, dass Drogen kein Weg zum Glück sind. Und so finden sich immer mehr alkohol- und drogenfreie Veranstaltungen, wo eben statt Bier, Schnaps und Ecstasy gesunde Sachen wie zum Beispiel L-Carnitin[8], Guarana und Damiana, eine weitere Fitnesspflanze aus Südamerika, in Form von leckeren Erfrischungen und Getränken angeboten werden.

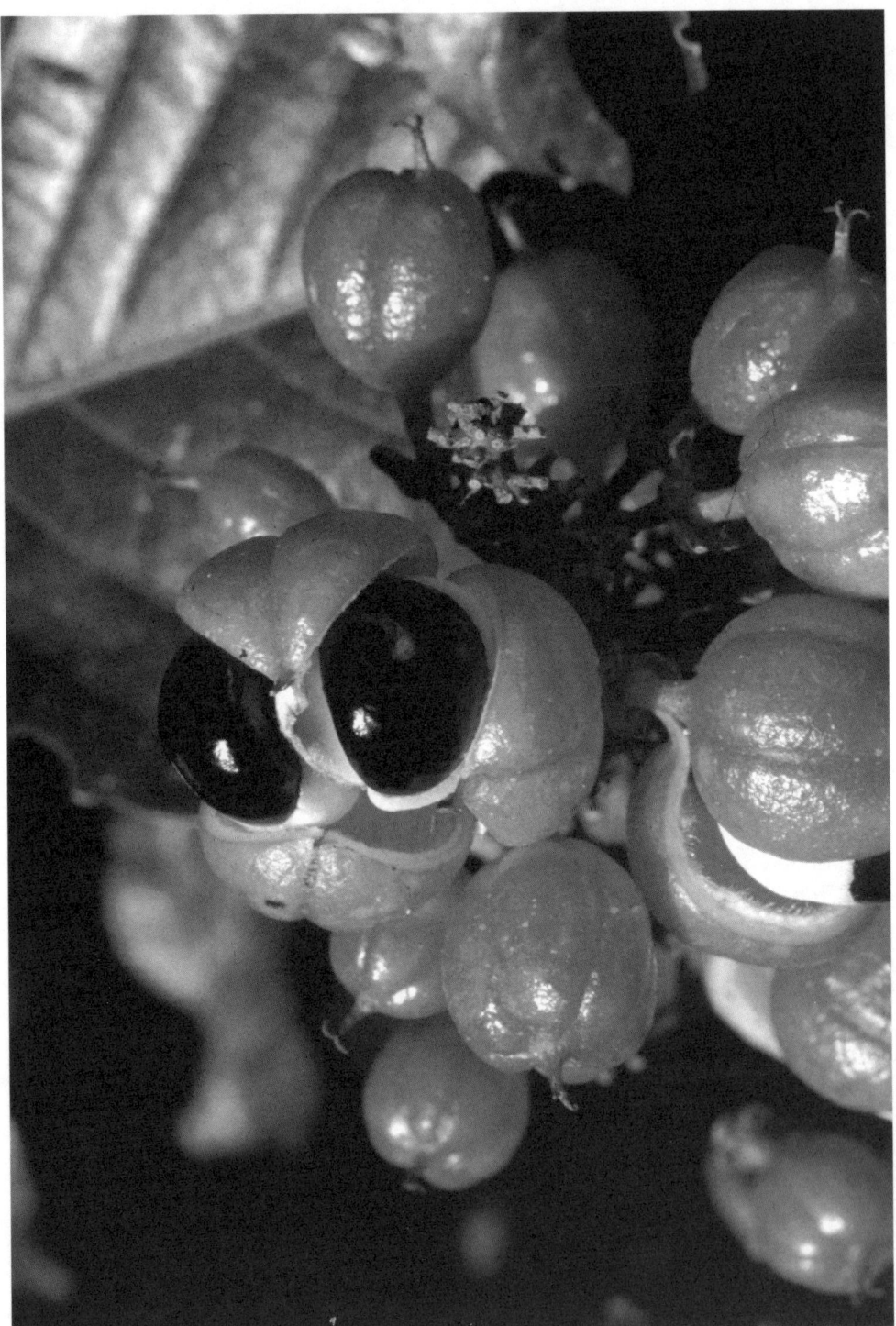

Kapitel 2

Die traditionelle Herstellung von Guarana und die besten Rezepte aus der „Dschungelküche"

Die im folgenden Abschnitt beschriebene Methode wird hauptsächlich von den Mauès-Sateres-Indios zur Herstellung von Guarana schon so lange verwendet, wie ihre von Mund zu Mund erzählte Geschichte zurückreicht ...

Die fast kugeligen, bis zu einem Zentimeter großen, glänzend dunkelbraunen bis schwarzen und weiß genabelten Samen der Guaranapflanze werden geerntet, sobald sich das erste „Auge" (siehe Bild gegenüber) an einer Frucht öffnet, die erste Guaranakirsche reif ist. Die Früchte wiegen nur zwischen 0,5 und 0,8 Gramm! Sie müssen alsdann von Hand geschält und zwei Tage lang in Wasser eingeweicht werden, um das Fruchtfleisch weicher, die äußere Schale (botanisch: „Arillus") besser entfernbar zu machen und einen Fermentationsprozess, ähnlich wie bei der Kakaoherstellung, einzuleiten. Danach werden die so vorbereiteten, vergorenen Früchte von der äußeren Schale von Hand befreit, sorgfältig im Fluss gewaschen, in einer großen Tonschale über einem Feuer getrocknet und dabei immer wieder bewegt, um eine gleichmäßige, schonende Trocknung zu gewährleisten. Über Nacht werden die gerösteten Guaranafrüchte zum vollständigen Austrocknen noch in den warmen Tonschalen belassen. Am nächsten Morgen kommen sie in stabile Jutesäcke, die immer wieder kräftig auf den Boden geschlagen werden, bis die dünnen, aber zähen Häutchen, die noch um das Fruchtfleisch liegen, zerplatzt sind und ihren kostbaren Inhalt freigeben. In einem nachfolgenden Aussiebevorgang werden die Häutchen entfernt. Das übrig gebliebene Pulver wird mit etwas Wasser gemischt und die daraus zubereitete Paste in Formen wie zum Beispiel eine Stange oder Kugel geknetet. Oder es werden die weiter vorne beschriebenen reliefartigen Artefakte aus der Guaranamasse modelliert. In besonderen Hütten werden die Guaranagebilde schonend in mehre-

Die vergorenen Früchte werden über dem Feuer getrocknet und in Jutesäcken auf den Boden geschlagen, bis der kostbare Inhalt frei ist

Foto S. 16: Sobald die „Augen" der Guaranaschale sich öffnen, die Samen zum Vorschein kommen, beginnt die Zeit der Ernte

ren Stufen mittels einem Feuer geräuchert, das von grünem, einheimischem Holz unterhalten wird. Sie werden auf diese Weise steinhart und bei trockener Lagerung über ein Jahr haltbar und problemlos transportfähig – auch unter den extremen Regenwaldbedingungen.

Neben dem Wildwuchs gibt es auch kultivierte Guaranapflanzen

Schon seit langem wird Guarana zusätzlich zu der Wildpflückung kultiviert. Ähnlich wie bei dem in westlichen Ländern betriebenen Weinanbau, werden die Guaranapflanzen an stützenden Holzgerüsten aufgezogen.

Die traditionelle Verwendung von Guarana

Guarana ist eine Kraftpflanze für Krieger

Die Jäger der Mauès-Sateres führen immer reichlich Guaranastangen oder -kugeln auf ihren Jagdzügen, die viele Tage währen können, mit, um sich auf gesunde Weise körperlich und geistig stark und klar zu halten. Guarana ist deswegen in gewisser Weise eine Kraftpflanze für Krieger. Unterwegs wird Guarana meist als kaltes Getränk genossen. Dazu wird Wasser in einen ausgehöhlten Kürbis gegeben, mit einem sehr harten Fischknochen von der Guaranakugel oder -stange etwas Pulver abgeschabt und mit dem Wasser vermischt und dabei zum Teil gelöst, zum Teil aufgeschwemmt.

Die oben beschriebene traditionelle Herstellungsmethode ist heutzutage wegen des großen Bedarfs an Guarana in den Hintergrund getreten, obwohl sie immer noch üblich ist und sogar von offiziellen Stellen (FUNAI, nationale brasilianische Indianerstiftung) seit 1980 gefördert wird.

Kenner unterscheiden übrigens das traditionell hergestellte von dem industriell verarbeiteten Guarana dadurch, dass die „Massenware" eine immer gleiche Konsistenz hat. Das in Handarbeit hergestellte Guarana ist durchaus unterschiedlich in der Beschaffenheit und enthält auch einmal Stücke der harten äußeren Schale oder „ungeknackte" Guaranasamen.

Das industriell hergestellte Guarana sollte allerdings nicht verachtet werden. Zwar sind die Verarbeitungsprozesse auf große Mengen zugeschnitten, trotzdem entsprechen sie im Prinzip den traditionellen Vorgaben. Außerdem werden die Abfallprodukte nicht weggeworfen, sondern für andere Zwecke wirtschaftlich genutzt.

Eine zweite traditionelle, aber wesentlich weniger gebräuchliche Methode des Gebrauchs von Guarana besteht darin, die Samen der Pflanze zu zerreiben, um sie dann mit Mehl zu mischen. Das Gemenge wird in Bananenblätter gewickelt und in kochendem Wasser einige Zeit gegart. Nach dem Auswickeln wird die Masse in der Sonne getrocknet. Sie ist nun lange haltbar und wird zur Teeherstellung verwendet.

Gegart und getrocknet wird Tee daraus

Am Orinoco lebende Indianerstämme bereiten aus Guarana eine Art Bier zu, das sich in dieser Region großer Beliebtheit erfreut. Die geschälten Samen werden mit *Kassava*, einer stärkereichen, süßen Nutzpflanze, bei uns besser als *Maniok* (Manihot esculenta) bekannt, in Wasser angesetzt, bis es fast vollständig durchgegoren ist.

Guarana-Rezepte-Tips – Zum Ausprobieren und Schlemmen

Da Guarana zum Teil in Wasser direkt löslich ist, lassen sich auf einfache Weise damit heiße und kalte Getränke zubereiten. Guarana-Getränke sollten, wie alle gerbstoffhaltigen Getränke (Schwarzer und Grüner Tee; Kaffee; Lapacho-Tee), nicht regelmäßig und in größeren Mengen sehr heiß genossen werden. Dies kann sonst zu problematischen Irritationen der Schleimhäute führen. Die optimale Trinktemperatur ist körperwarm oder kühler. Wer es gern heiß mag, sollte etwas Milch oder Sahne verwenden. Bereits kleine Mengen davon binden die Gerbstoffe und schließen damit jede Schleimhautreizung mit Sicherheit aus.

Heiss getrunken gehört Milch dazu

Aqua branca – Der Trank der Krieger
Einfach einen viertel bis einen halben Teelöffel Guaranapulver in einem großen Glas, also etwa 0,25 Liter kaltem Wasser verrühren oder noch besser in einem Shaker mixen. Aufpeppen lässt sich das „Kraftwasser" gut mit Zitronen- oder Limonensaft und braunem Zucker.

Traditioneller Guarana-Tee

Gesunde und schmackhafte Süße mit Steviapulver

Auf einen Liter kochendes Wasser einen halben bis einen Teelöffel Guaranapulver geben. Nach kurzem Aufkochen vom Feuer nehmen und auf Trinktemperatur abkühlen lassen. Guarana-Tee schmeckt am besten körperwarm bis kühl.

Wer es süß mag, kann Honig oder braunen Zucker verwenden, obwohl Guarana-Tee von sich aus bereits etwas süß und angenehm fruchtig schmeckt. Besonders gesund als Süßungsmittel und gleichzeitig von gutem Geschmack ist *Steviapulver*, das aus der südamerikanischen Steviapflanze gewonnen wird. Stevia ist auch für Diabetiker geeignet! Zu beziehen ist es über Vertriebe für Nahrungsmittelergänzungen. Eine Adressenliste hält der Windpferd Verlag (siehe S. 60) bereit.

Traditioneller Guarana-Tee – die Sommermischung

Guarana lässt sich für jede Jahreszeit „passend" zubereiten

Guarana-Tee mit frisch gepresster Zitrone oder Limone und Eis ist im Sommer eine wunderbare, aromatische Erfrischung. Außerdem hilft Guarana dabei, mit heißem, schwülem Wetter gut zurecht zu kommen und fit zu bleiben.

Traditioneller Guarana-Tee – die Wintermischung

Im Winter lässt sich Guarana-Tee gut mit einer Messerspitze Ingwerpulver und einigen Nelken sowie Orangeat und Zitronat oder getrockneten Apfelstückchen würzen: Wärmt gut durch und hält das Immunsystem bei Kräften.

Der Inka-Kakao

Einen Liter Milch mit Kakaopulver und einem halben bis einem Teelöffel Guarana sowie einer Prise Cayennepfeffer und einer Vanilleschote aufkochen. Nach Geschmack mit Honig, braunem Zucker oder Stevia süßen, einen Klecks Schlagsahne darauf – der obenauf noch mit etwas Guaranapulver verziert werden kann – und dann ... genießen!

Guarana Fitness-Shake

0,2 Liter Milch mit einer Banane und einem halben bis einem Teelöffel Guarana sowie zwei Esslöffeln Sahne, einem Esslöffel Weizenkeimöl und nach Belieben Honig zum Süßen in den Mixer geben. Den fertigen Shake über

Eis in ein Glas gießen und mit einigen Schokostreuseln verzieren. Eine tolle Mischung zur Trainingsvorbereitung. Da Guarana etwa eine Stunde bis zum Einsetzen der Wirkung braucht, rechtzeitig genießen.

Yoguara – die Guarana-Jogurt-Creme
In einen Becher Jogurt – ungefähr 125 Gramm – einen guten halben Teelöffel Guarana, ein bis zwei Teelöffel Honig und etwa 0,05 bis 0,1 Liter Birnen- oder Mangosaft sowie nach Geschmack mit etwas Zitronen- oder Limonensaft abrunden. Alles im Mixer cremig rühren. Vor dem Servieren vielleicht mit einem kleinen Zweig frischer Minze dekorieren.

Das Guarana-Müsli
Vier Teile Haferflocken, einen Teil Leinsamen und zwei Teile Cornflakes mischen. Bananenscheiben, Kokosraspel und karamelisierte Walnüsse darüber geben und mit einem halben Liter heißer Vanille-Milch (= Milch, in der eine Vanilleschote aufgekocht wurde), in die vor dem Aufkochen ein halber bis ein Teelöffel Guarana gegeben wurde, übergießen. Gleich verzehren – dann ist es besonders knusprig!

Der Guarana-Fitnessriegel
Was gebraucht wird: 250 Gramm Haferflocken (kernig), 100 Gramm Sesam, 100 Gramm Wal- oder Haselnüsse, 100 Gramm Butter, 100 bis 150 ml Rübenkraut, 1 1/2 gehäufte Teelöffel Guaranapulver, 10 Vollkornoblaten.

Zubereitung: Die Butter in einer Pfanne schmelzen, Haferflocken, Sesam und Guarana zugeben und kurz braun werden lassen. Das Rübenkraut dazugeben und leicht köcheln lassen. Dabei ständig rühren! Das Ganze vom Feuer setzen, die – fein gehackten – Nüsse untermischen und kühl werden lassen. Die Masse auf die Hälfte der Oblaten geben und verstreichen. Mit den anderen Oblaten abdecken.

Auch süße „Sünden" hält das Genießen mit Guarana bereit

Guarana-Pudding

Nun mäkle bitte keiner, ich würde mich um die Puddingrezeptur drücken wollen. Meine Erfahrung sagt mir, dass kaum jemand Pudding komplett von Hand zubereitet!

Aus dem Bioladen zwei Tüten Schokopudding und eine kleine Packung Mandelsplitter sowie Rosinen besorgen Den Pudding wie angegeben mit einem Liter Milch zubereiten, aber vor dem Aufkochen noch einen gehäuften Teelöffel Guaranapulver, einen Esslöffel Mandeln und zwei Esslöffel Rosinen zugeben und sorgfältig mit dem Schneebesen untermischen. Nach dem Aufkochen erkalten lassen, mit Schlagsahne verzieren und ... genießen!

Kalter Hund mit Guarana

Guarana macht fit – um die übrigen Kalorien gleich wieder weg zu joggen ...

Dieses furchtbar kalorienreiche, aber total leckere Gebäck gab es oft in meiner Kinderzeit. Natürlich ohne Guarana, kannte ja hier noch keiner. Mit Guarana ist es allerdings noch viel besser. Ich bin heute – wieder – immer noch ganz verrückt danach, auch wenn nach dem Schlemmern eine Stunde Joggen zum Abtrainieren der vielen Kalorien angesagt ist. Aber das macht mir dann wenig aus. Guarana macht ja fit for fun.

Zwei Packungen Vollkorn-Butterkekse, fünf Tafeln Vollmilch- oder Zartbitter-Schokolade, zwei Beutel gehackte Haselnüsse sowie ein gehäufter Teelöffel Guaranapulver werden für dieses Rezept benötigt.

Zubereitung: Die Schokolade im Wasserbad aufschmelzen und mit dem Guaranapulver und den gehackten Nüssen gut mischen. Auf einen großen, flachen Essteller eine Lage Butterkekse so dicht es geht nebeneinander auslegen. Darauf eine Schicht Schokolade gießen und vorsichtig mit einem Löffel verteilen. (Die nächsten Lagen sind einfacher!) Dann die nächste Schicht Butterkekse auflegen und wieder Schokolade aufgießen. Diese Vorgehensweise wiederholen bis alles aufgebraucht ist. Die oberste Schicht müssen wieder Kekse sein. Das ganze in den Kühlschrank stellen und ganz kalt werden lassen. Frisch und kühl aus dem Kühlschrank holen, in quadratische Stücke teilen und gleich genießen.

Guarana-Pflaumenkekse

Was gebraucht wird: Ungefähr 300 Gramm ungeschwe-
felte, getrocknete Pflaumen ohne Kerne. 200 Gramm
weiche Haferflocken. 60 Gramm Butter. 1 1/2 gehäufte
Teelöffel Guaranapulver. Ein Achtelliter Birnendicksaft.
Piment und Zimt zum Würzen. 8 Vollkornoblaten.

Zubereitung: Die Pflaumen fein zerhacken. Die Butter
in einer Pfanne schmelzen bis sie leicht braun wird. Den
Birnendicksaft, das Guaranapulver und die Gewürze nach
Geschmack dazugeben und zwei Minuten leicht köcheln
lassen, dabei immer gut rühren. Dann das Ganze vom
Feuer nehmen und eine gute halbe Stunde abkühlen lassen, bevor die gehackten Pflaumen untergemischt werden.
Die Masse auf die eine Hälfte der Oblaten streichen, die
anderen Oblaten zum Abdecken verwenden. Ein Küchen-
brett darüberlegen und dieses beschweren, zum Beispiel
mit einem Buch oder einer Kilotüte Zucker. Nach etwa
10 Stunden mit einem Messer in quadratische Kekse por-
tionieren. Wer denkt, er müsse für Haltbarkeit sorgen, be-
wahre die Kekse in einer aromadichten Dose im Kühlschrank auf. Allerdings verschwinden die Appetizer
geschmacksbedingt meist so schnell, dass der Aufwand
nur bei der Herstellung exorbitanter Mengen lohnt. Wer
viel davon essen möchte, sei an die abführende Wirkung
der Pflaumen erinnert.

Leckere Knabberei für zwischendurch und unterwegs

Diese Rezepte erfüllen in variablem Zusammenspiel auch als Heilverfahren einen äußerst positiven Zweck, wie man in dem Kasten auf der nächsten Seite lesen kann.

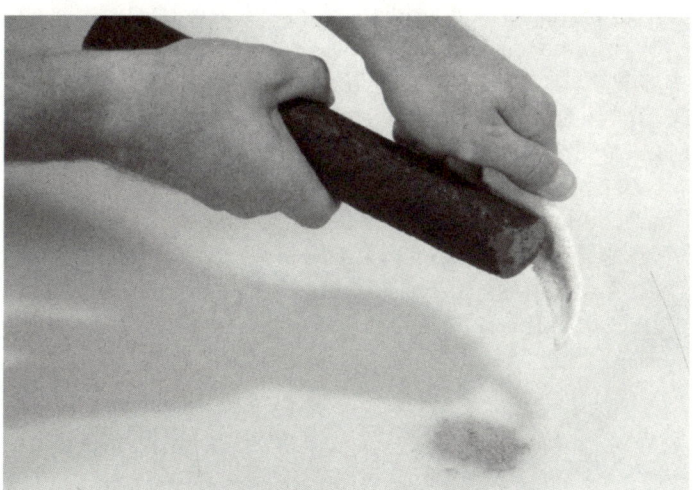

Bastãos sind kurze Guarana-Stangen, die aus den gerösteten und zerkleinerten Samen geformt und über offenem Feuer getrocknet werden. Von dieser traditionellen Vorrats-form (Amazonas) wird später nach Bedarf feines Pulver geraspelt und in Wasser verrührt getrunken

Die Guarana-PMS-Kur

Viele Frauen leiden unter PMS. Das seltsame Kürzel steht für das so genannte „Prämenstruelle Syndrom", die oft leidvollen Tage vor den „Tagen". Kopfschmerzen teilweise schlimmster Art, Bauchkrämpfe, depressive Verstimmung, hochgradige Gereiztheit und allgemeine Erschöpfungszustände plagen in verschieden starker Ausprägung monatlich Millionen Frauen landauf, landab. Guarana ist eine sanfte, effektive Hilfe, um dem PMS endlich Paroli bieten zu können. Dies ist nicht nur für die Betroffene ein wahrer Segen, auch die Familie und die Kollegen können aufatmen, denn wer so von den Hormonen gebeutelt wird, bekommt natürlich leicht eine verdrießliche Stimmung.

Mit diesem kleinen „Fahrplan" lässt frau es sich auch in Zeiten des PMS gut gehen

Statt Kaffee und Tee gibt es vom **frühen Morgen bis zum Nachmittag** – etwa 16:00 Uhr – leckeren Guarana-Tee. Der macht nachhaltig wach, hebt die Stimmung, löst Krämpfe und besänftigt Kopfschmerzen. Der Tee kann in schweren Fällen auch problemlos doppelt so stark zubereitet werden. Allerdings sollte bei dem Abklingen der Symptome dann die Dosierung wieder nach unten bewegt werden. Wer nicht jeden Morgen das Gleiche zum Frühstück trinken möchte, sollte auch einmal den Inka-Kakao probieren.

Mittags schmeckt ein Yoguara zum Dessert köstlich mit frischen Früchten und einer Extraportion Honig, der auch stimmungsausgleichend wirkt. Zur Abwechslung kann auch ein Guarana-Schokopudding mit Mandeln und Schlagsahne verwendet werden.

Ab etwa 16:00 Uhr bitte nur in Extremfällen Guarana in höheren Dosierungen verwenden, um keine Schlafprobleme hervorzurufen.

Wer viel unterwegs ist und deswegen die schönen Dinge nicht genießen kann, die ich im letzten Absatz beschrieben habe, muss trotzdem nicht auf die wohltuenden Wirkungen von Guarana verzichten. Die Guarana-Kekse eignen sich sehr gut als Knabberei für zwischendurch.

Was sagen Erfahrungsheilkunde und moderne Medizin über die Eigenschaften von Guarana?

Die Wissenschaft nahm sich bereits im 18. Jahrhundert des Guaranas an: Damals analysierte es der französische Chemiker *Vereg*. Noch früher, im 17. Jahrhundert, wurde es, wie schon weiter oben erwähnt, von dem deutschen Forscher *Theodor von Martius* untersucht.

Danach war längere Zeit Pause bezüglich der Guarana-Forschung. Erst im 20. Jahrhundert erweckte es wieder nachhaltiges Interesse in Forscherkreisen. In den 40er Jahren untersuchten französische Wissenschaftler die Dschungelpflanze vom Amazonas und konnten ausnahmslos ihre aus der Ethnomedizin bereits hinlänglich bekannten wohltuenden Wirkungen bestätigen: Sie erwies sich als effektiv bei der Behandlung von Fieber verschiedenen Ursprungs, Kopfschmerzen, Krämpfen und ebenso von Leistungsabfall.

Ab den 80er Jahren häuften sich die wissenschaftlichen Arbeiten über Guarana im Westen.[10]

Heute wird Guarana allerdings nicht nur als Arzneimittel und gesundheitsfördernde Nahrungsergänzung eingesetzt. Auch die Kosmetikindustrie hat diese vielseitige Dschungelpflanze bereits seit einigen Jahren schätzen gelernt. So wird es in entsprechenden Produkten als Adstringens[11] und zur Tonisierung der Haut eingesetzt. Bei der Normalisierung von Zellulitis hat es sich als ebenso hilfreich erwiesen wie als Bestandteil von Shampoos gegen übermäßig fettendes Haar sowie zur Behandlung von krankhaftem Haarausfall.

Forscher bestätigen die Wirkungen von Guarana, die aus der Ethnomedizin schon seit Jahrhunderten bekannt sind

Guarana zeichnet sich durch folgende Wirkungen aus:[12]

Alkohol: Guarana läßt sich als „Katerkiller" einsetzen.

Alterung: In Brasilien wird Guarana seit langer Zeit häufig gegen das Auftreten vorzeitiger Alterungserscheinungen angewendet.

Antibakteriell: Guarana entfaltet eine starke antibakterielle Wirkung gegen E. Coli und Salmonellen. Diesen Schluss lassen entsprechende Studien von C. A. da Fonseca et al. zu, die in dem Magazin *Mutation Research* (5/94) veröffentlicht wurden.

Aphrodisiakum: Als sanftes Aphrodisiakum ist es in Brasilien und anderen lateinamerikanischen Ländern seit Jahrhunderten sehr beliebt.

Appetit: Der Appetit wird reduziert.

Arteriosklerose: Guarana scheint bei langfristigem Einsatz die Neigung zu Arteriosklerose verringern zu können.

Blähungen: Die in Guarana enthaltenen Seifenstoffe (Saponine) und seine allgemein durchblutungsfördernde und die Funktionen der Schleimhäute normalisierende Wirkung können die Neigung zu Blähungen reduzieren.

Blutreinigung: In der Ethnomedizin wird Guarana traditionell zur Blutentgiftung eingesetzt. Zum Teil könnte diese Wirkung auf die in ihm enthaltenen Saponine zurückzuführen sein.

Blutverdünnung: Indios aus dem Amazonasgebiet vertrauen seit Menschengedenken auf die Fähigkeit von Guarana, das Blut in gut fließfähigem Zustand zu halten. Dies beugt Thrombosen vor, verbessert die Gewebedurchblutung und stärkt die Kondition. Die moderne Forschung konnte diesen Effekt unlängst bestätigen: Der brasilianische Wissenschaftler S. P. Bydlowski und sein Team fanden Substanzen in Guarana, die die Blutverklumpungsneigung reduzieren und sogar bestehende Verklumpungen auflösen können. Im Jahre 1989 wurde auf diese Entdeckung ein Patent erteilt.

Durchfall: Durchfallerkrankungen werden gebessert. Es wurde in Südamerika sogar erfolgreich bei der Behandlung von Ruhr[13] eingesetzt.

Entwässerung: Siehe Nieren.

Erinnerungs- und Merkfähigkeit: Guarana verbessert das Gedächtnis. Und zwar wirkungsvoller als Koffein und Ginseng-Extrakt! Dies geht aus Forschungen von E. B. Espinola hervor, die in dem renommierten *Journal of Ethnopharmacology* (2/97) veröffentlicht wurden. Bestimmte essenzielle Öle, die in Guarana enthalten sind, scheinen für diese Wirkung verantwortlich zu sein.

Fieber: Fieber wird gesenkt.

Herzstärkung: Diese aus der Ethnoheilkunde bekannte Wirkung ist wohl im Wesentlichen auf den hohen Gehalt an Tanninen (Gerbstoffen) zurückzuführen.

Kopfschmerzen: Kopfschmerzen und sogar Migräne sprechen gut auf Guarana an, vor allem, wenn die Schmerzen einen nervlichen oder rheumatischen Hintergrund haben. Bei Migräne sollte es sofort bei den ersten Symptomen eines Anfalles angewendet werden. Bei chronischen Kopfschmerzen wirkt es nicht so gut.

Kräftigungswirkung: Allgemeine Vitalisierungswirkung auf Geist und Körper.

Krämpfe: Guarana wirkt krampflösend.

Leistungsabfall: Müdigkeit und Erschöpfung werden harmonisiert.

Malaria: Bei den Indios des Amazonasdschungels wird Guarana traditionell zur Vorbeugung gegen Malariaerkrankungen sowie zu deren Behandlung verwendet.

Nerven: Die Nerven werden gestärkt. Nervöse Überreizung wird ausgeglichen.

Neuralgien: Manche Neuralgien sprechen gut an.

Nieren: Die Nierenfunktion, und damit die Wasserausscheidung, wird verbessert.

PMS: Eine ganze Reihe der unangenehmen Symptome, die von vielen Frauen vor und während der Menstruation erlebt und erlitten werden[14], lassen sich durch Guarana positiv beeinflussen.

Pulsfrequenz: Die Pulsfrequenz wird gesenkt.

Ruhr: Siehe Durchfall.

Stimmung: Stimmungshebende Wirkung.

Übergewicht: Siehe unter Appetit.

Verdauungsschwäche: Siehe unter Verstopfung.

Verdauungsorgane: Es lässt sich erfolgreich bei praktisch allen Beschwerden des Verdauungstraktes zumindest lindernd anwenden. Verstopfung wird gelöst. Wem dies angesichts des weiter oben über die Behandlung von Durchfall verfassten Absatzes seltsam erscheint: Ganzheitliche Heilmittel wirken eben normalisierend auf Lebensprozesse. Verantwortlich für diese Wirkung könnten das Guaranin (Koffein) sowie die Saponine (Seifenstoffe) sein.

Wetterfühligkeit: Verminderter Leistungsfähigkeit und Erschöpfung, verursacht durch heißes, schwüles Wetter wird effektiv entgegengewirkt.

Guarana vitalisiert Körper und Geist

Wie kommen die Wirkungen von Guarana zustande?

Das an Ballaststoffe gebundene Koffein macht meist auch magenempfindlichen Personen keine Probleme

Wesentlich für die gute Verträglichkeit im Vergleich zu den meisten anderen koffeinhaltigen Produkten ist die Bindung des im Guarana enthaltenen Koffeins an Ballaststoffe. Aufgrund dieser Besonderheit, die gleichfalls bei dem in Asien bestens bekannten Grünen Tee vorhanden ist, wird das Koffein über den Verdauungsprozess im Darm, anstatt wie bei Kaffee bereits im Magen, aufgenommen. Außerdem sorgen die reichlich vorhandenen Ballaststoffe (unverdauliche Pflanzenfasern), Fette und Eiweiße für eine weitere Verbesserung der Bekömmlichkeit. Deswegen gibt es auch bei Menschen mit empfindlichem Magen nur sehr selten Unverträglichkeiten in Bezug auf Guarana. Signifikant ist die Wirkung von Guarana bei erschöpften oder sehr müden Menschen. Auch bei starker geistiger und körperlicher Anforderung zeigen sich die wohltuenden und leistungssteigernden Effekte der Dschungelpflanze besonders deutlich. Sportler bemerken bei der Anwendung von Guarana erhöhte Leistungsfähigkeit der Muskulatur bei verringertem mentalem Stress und verbesserter geistiger Leistungsbereitschaft. Guarana hellt die Stimmung auf, ohne einen euphorischen Zustand hervorzurufen.

In der Homöopathie wird Guarana unter dem Namen *Paullinnia cupana* als Kopfschmerz- und Migränemittel geschätzt. Es wirkt tonisierend auf die Gefäße des Zentralen Nervensystems, löst Verkrampfungen und verbessert die Durchblutung. Außerdem wirkt es stimmungsaufhellend – also als Stress-release Mittel. Es kann hier auch vorbeugend eingesetzt werden.

Darminfektionen wird wirksam durch die pflanzlichen Gerbstoffe entgegengewirkt, so dass Guarana auch im Urlaub in südlichen Ländern vorbeugend eingenommen werden kann. Außerdem hilft es auch gut gegen Müdigkeit und Erschöpfungszustände, die durch heißes oder schwülwarmes Wetter hervorgebracht werden. Liegt bereits eine Infektion des Magen-Darm-Traktes vor, kann Guarana dazu beitragen, giftige Substanzen zu binden und damit unwirksam werden zu lassen, zu desinfizieren und auch krankhaften Durchfällen entgegenzuwirken. Bei krankhafter Verstopfung können die pflanzlichen Seifenstoffe im Guarana die Darmtätigkeit sanft anregen, ohne dass negative Nebenwirkungen, wie sie von vielen chemischen Abführmitteln bekannt sind, befürchtet werden müssen. Beim Gesunden wird es – nach den mir vorliegenden Erfahrungsberichten – weder stopfend noch abführend wirken.

Die pflanzlichen Gerbstoffe, das Koffein, Theobromin und Theophyllin regen die Nierentätigkeit an.

Guarana fördert die Bereitstellung der Glykogenreserve aus der Leber. Dies ist wichtig, um kurzfristigen Belastungen gewachsen zu sein. Andererseits unterstützt die Dschungelpflanze ebenso die Bereitstellung von Fett (Triglyceride) aus den Fettreserven des Körpers und trägt so zur Verbesserung der langfristigen Leistungsfähigkeit bei. Wer Guarana langfristig anwendet und bereits zu erhöhtem Blutfettspiegel neigt, sollte sich deswegen regelmäßig ärztlich untersuchen lassen. Ein akutes Gefahrenpotenzial besteht nach den mir vorliegenden Informationen allerdings nicht.

Bei erhöhten Blutfettwerten sollte die Einnahme von Guarana mit dem Arzt besprochen werden

Bei der Entwöhnung von Suchtmitteln kann Guarana hilfreich sein, indem die unangenehmen Begleiterscheinungen gemildert werden.

Guarana kann helfen, von einer Sucht loszukommen

Guarana ist ein guter „Katerkiller" nach Alkoholmissbrauch.

Als Aphrodisiakum ist es seit Menschengedenken bei den Indios am Amazonas bekannt und beliebt.

Die beste Wirkung zeigt Guarana bei langfristigem Gebrauch in kleiner oder mittlerer Dosierung. Zum kurzfristigen Aufputschen ist es meines Erachtens weniger geeignet. Es ist ein gut verträgliches, ganzheitlich wirkendes Vitalisierungsmittel – und keinesfalls eine Art „zweites Kokain".

Bei sinnvoller Anwendung, wie im letzten Absatz angeführt, ist Koffein meiner Erfahrung nach nicht insgesamt wirkungsbestimmend. Hier ist es nur ein Faktor im harmonischen Konzert der pflanzlichen Inhaltsstoffe. Bei krasser Überdosierung werden allerdings in erster Linie die von Koffein bekannten Nebenwirkungen in Erscheinung treten. Auch die von diesem Alkaloid bekannten Gegenanzeigen müssen dann besondere Beachtung finden.

Der Begriff der „ganzen Biologie" besagt, daß im Heilmittel alle Pflanzeninhaltsstoffe vorhanden sind, d. h. die Wirkstoffe liegen in natürlicher Form vor

Wissenschaftler wollen messen, zählen und wiegen und die Pharmaindustrie will Patente, die wirtschaftlichen Vorteil bringen

Exkurs: Warum finden Heilmittel aus der „ganzen Biologie" der Pflanzen so wenig Anklang in der modernen Pharmazie?

Die Frage stellen sich sicherlich viele, die sich einige Zeit näher mit der traditionellen Pflanzenheilkunde befasst haben. Sie ist leicht zu beantworten: Zum einen fühlen sich akademisch ausgebildete Wissenschaftler im Regelfall äußerst unwohl, wenn sie nicht messen, zählen, wiegen können. Denn dann kann man nicht „standardisieren", weiß nicht genau, was eigentlich wirkt. Und warum es funktioniert ist auch nicht klar, wenn ein Gemisch von Hunderten, zum Teil biologisch auch noch weiterhin aktiven Bestandteilen eines Pflanzenheilmittels vorliegt. Dass traditionell arbeitende Ethnoheiler allerdings die Heilkraft von Kräutern anhand von kosmischen Rhythmen, wie Jahres- und Tageszeit, sowie aufgrund des Standortes sehr sicher beurteilen können, wird von der modernen Wissenschaft praktisch immer noch komplett verdrängt. Es passt nicht ins Konzept, es ist zu lebendig, zu sehr Muster, Mandala und zu wenig Zahl. Deswegen gehen Pharmazeuten sehr schnell nach der Entdeckung einer neuen Heilpflanze mit interessanten Eigenschaften auf die Suche nach dem essenziellen Wirkstoff. Dass ein aus seinem lebendigen Zusammenhang isolierter Stoff aber in den allermeisten Fällen plötzlich wesentlich aggressiver wird, Neben- und Wechselwirkungen entfaltet und auch bei Überdosierungen ernsthafte Probleme machen kann, wird im Allgemeinen als unwesentlich erachtet. Heilmittelzubereitungen aus der ganzen Pflanze wirken meist vergleichsweise sanft und risikoarm – wenn sie nach traditionellem Wissen zubereitet und angewendet werden.

Zum anderen lassen sich Pflanzen aus der Natur nicht patentieren. Sie können also nicht, samt ihrer Nutzung, rechtlich abgesichert für lange Zeit monopolisiert werden. Das geht nur mit einzelnen, von ihrem natürlichen Umfeld isolierten Substanzen. Dieser wirtschaftliche Gesichtspunkt ist, so sehr er die sanfte, ganzheitliche und naturnahe Medizin auch behindert, meines Erachtens auch letztlich der ausschlaggebende Faktor für die weitgehend unreflektierte Bevorzugung isolierter Wirkstoffe in der Pharmazie.

Nebenwirkungen, Wechselwirkungen und Gegenanzeigen

Guarana ist ein Naturprodukt. Obwohl es im Allgemeinen sehr gut verträglich ist, können dennoch in Einzelfällen und bei grob unsachgemäßer Anwendung Probleme verschiedener Art auftreten. Diese können allerdings keinesfalls schlimmer sein als die von einem exzessiven Konsum von Kaffee, Schwarzem oder Grünem Tee oder Colagetränken ausgelösten Symptome! Das Bundesgesundheitsministerium ist von der Ungefährlichkeit von Guarana als Suchtmittel offenbar ebenfalls überzeugt, denn es hat die Präparate aus der vielseitig verwendbaren Dschungelliane als nicht unter das deutsche Betäubungsmittelgesetz fallend eingestuft.

Im vernünftigen Gebrauch liegt keinerlei Risiko!

Die unten angeführten Informationen stammen aus der deutschen Arzneimittelzulassung für reines Guarana. Der überwiegende Teil der Angaben bezieht sich allerdings nicht *direkt* auf Guarana, sondern auf Testergebnisse und medizinische Erfahrungen mit isoliertem Koffein. Ohne die Hinweise auf vorsichtigen Umgang mit Guarana im Sinne der unten gemachten Ausführungen grundsätzlich in Frage stellen zu wollen, sollten vielleicht die folgenden Gedanken Beachtung finden ...

Das Koffein tritt in Guarana in natürlichem Zusammenhang mit der gesamten Biologie der Pflanze auf. Es ist allgemein bekannt, dass isolierte Stoffe anders und meist auch in vieler Hinsicht aggressiver wirken als im lebendigen Zusammenhang auftretende. So wird das im Guarana enthaltene Koffein sehr langsam über einen Zeitraum von etwa sechs Stunden, beginnend etwa ab einer Stunde nach der Einnahme, und deswegen sehr schonend freigesetzt. Es ist an Pflanzenfasern und andere Begleitstoffe gebunden und wird anders als das nicht auf diese Art „gepufferte" Koffein im Kaffee nicht direkt im Magen über die Schleimhäute in den Blutkreislauf aufgenommen, sondern im Rahmen des Verdauungsprozesses verzögert freigesetzt. Deswegen setzen die koffeintypischen Wirkungen ähnlich wie beim Grünen Tee sehr sanft und nachhaltig ein. Das Koffein im Kaffee wirkt auf den Stoffwechsel stattdessen vergleichsweise wie ein Schock und bringt das körperliche und nervliche System durch-

Das Koffein wird sehr langsam über den Verdauungsprozess freigesetzt

einander. Verschiedene Begleitstoffe im Guarana wie etwa *Saponine* (gesundheitsfördernde Seifenstoffe), *Tannine* (Gerbstoffe), die bei Schleimhautentzündungen und -reizungen heilende Wirkungen entfalten, die Stimmungsaufheller und Vitalisierer *Theobromin* und *Theophyllin*, die außerdem auch entspannenden Einfluss auf die Muskulatur ausüben, stellen ein günstiges Wirkungsumfeld bereit.

In den USA „generell als sicher anerkannt" eingestuft

Im Gegensatz zu Koffein wird Guarana, das ja Koffein enthält, deswegen nach den strengen Richtlinien der US-amerikanischen Gesundheitsbehörde FDA (**F**ood & **D**rug **A**dministration) als GRAS (**G**enerally **R**egarded **A**s **S**afe) eingestuft.

Nebenwirkungen

Schon relativ geringe Einnahmemengen des in Guarana enthaltenen Koffeins können unter bestimmten Umständen, wie bei Schwarztee, Grüntee, Colagetränken oder Kaffee, Schlaflosigkeit, innere Unruhe, tachykarde[15] Herzbeschwerden und Magen-Darm-Symptome hervorrufen. Selbst bei wenig sensiblen Menschen können bei Einnahme von über 200 mg Koffein – dies ist in etwa gleichzusetzen mit sechs Gramm Guaranapulver – Reizbarkeit, Kopfschmerzen und verstärktes Zittern bewirkt werden. Bei einer Anwendung von Guarana über längere Zeit, besonders in mittleren bis hohen Einnahmemengen, entwickelt sich Toleranz gegenüber den meisten Wirkungen und auch den Nebenwirkungen. Wird Guarana nach langfristigem Einsatz höherer Einnahmemengen abrupt abgesetzt, können Kopfschmerzen, Müdigkeit, Muskelschmerzen, Nervosität und vegetative Symptome auftreten. In seltenen Einzelfällen kann Guarana, wie praktisch jedes pflanzliche Präparat, allergische Symptome hervorrufen.

Bei hoher Dosierung können unerwünschte Symptome auftreten

Wechselwirkungen

In Guarana ist eine Form von Koffein enthalten und diese Substanz kann die Wirkung von Beruhigungsmitteln und Schlafmitteln herabsetzen oder auch aufheben. Medikamente gegen zu niedrigen Blutdruck und zur Behandlung von Schilddrüsenerkrankungen können in ihrer Wirkung verstärkt werden. Nicht voraussehbare und zum Teil unterschiedliche Wechselwirkungen können bei Substanzen mit breitem Wirkungsspektrum in Verbindung mit Guarana auftreten. Ein Beispiel dafür ist das Schlafmittel Benzodiazepine. Die schmerzlindernde Wirkung von Paracetamol und Acetylsalicylsäure (unter anderem auch bekannt als *Aspirin®*) wird durch Koffein erhöht. Oral eingenommene empfängnisverhütende Mittel (die Antibabypille), weiterhin auch die Substanzen Cimetidin und Disulfiram vermindern den Abbau von Koffein in der Leber. Barbiturate (Schlafmittel) und Tabak rauchen beschleunigen den Abbau von Koffein in der Leber. Die Ausscheidung von Theophyllin wird durch Koffein herabgesetzt. Die zeitgleiche Gabe von Gyrasehemmern (= Antibiotika) vom Typus Chinoloncarbonsäure kann die Ausscheidung von Koffein sowie seinem Abbauprodukt Paraxanthin verzögern. Koffein verstärkt die potenzielle Abhängigkeit (Suchtneigung) von Substanzen des Typus Ephedrin.

Koffein verstärkt die Wirkung bestimmter Substanzen

Gegenanzeigen

Nach der deutschen Zulassung von Guarana als Arzneimittel gibt es weder absolute noch relative Gegenanzeigen.

Anwendungsgebiete

Kurzfristige Beseitigung von Ermüdungssymptomen und psychischem oder physischem Leistungsabfall. Weiterhin sprechen bestimmte Arten von Kopfschmerzen und Migräne, Durchfallerkrankungen sowie leichte Infekte des Magen-Darm-Traktes und leichtes Fieber gut auf Guarana an. Bei Mattigkeit durch heißes, feuchtes Klima hat sich Guarana ebenso bewährt wie zum Ausgleich von Vitalitätsverlust bei Kuren zur Gewichtsreduktion.

Guarana macht fit

Warnhinweise

Bei sinnvoller individueller Dosierung – zwischen zwei und fünf Gramm Guarana täglich – wird weder die Fahrtauglichkeit noch die Fähigkeit, Maschinen zu bedienen, beeinflusst.

Guarana kann einen physischen und psychischen Leistungsabfall in einem gewissen Maße ausgleichen. Aber nicht in jedem Fall und nicht anhaltend! Deswegen sollte der Vitalisierungseffekt nicht überschätzt werden. Ein durch Alkoholkonsum hervorgerufener Leistungsabfall kann unter keinen Umständen durch Guarana ausgeglichen werden. In seltenen Fällen kann Guarana eine beschleunigte Aufnahme von Alkohol in den Organismus bewirken.

Vorsichtsmaßnahmen

Wird Guarana nach langfristigem Gebrauch in größeren Mengen plötzlich abgesetzt, können in bestimmten Fällen vorübergehend folgende Symptome auftreten: Kopfschmerzen; Müdigkeit; Muskelschmerzen; Nervosität sowie Disharmonien des Vegetativums.

Ein wichtiger Hinweis zum Schluss

Bei anhaltender Müdigkeit ersetzt Guarana nicht den Gang zum Arzt!

Sollte anhaltende Müdigkeit trotz ausreichend Schlaf über mehrere Nächte bestehen bleiben, ist es angeraten, einen Mediziner aufzusuchen. Denn ein gesunder Körper zeigt bei genug Schlaf keine ständige Müdigkeit und so kann diese Erscheinung das Symptom einer Erkrankung sein. Also besser auf Nummer sicher gehen!

Der Koffeingehalt verschiedener beliebter Nahrungsmittelergänzungen im Vergleich:

Grundsätzlich enthält eine Guaranabohne etwa dreimal so viel Koffein wie die gleiche Menge von Kaffebohnen. Deswegen könnte man vermuten, Guarana sei eine Art „Koffeinbombe". In Bezug auf die fachgerechte Anwendung stimmt das nicht. Denn bei einer für langfristigen Gebrauch empfehlenswerten Einnahmemenge von ein bis zwei Gramm Guaranapulver täglich, ergibt sich eine Koffeindosis von ungefähr 35 bis 70 mg pro Tag – was noch nicht einmal der Menge an Koffein entspricht, die in einer Tasse Filterkaffee enthalten ist. Dennoch hat Guarana bereits in dieser niedrigen Dosierung erstaunliche Wirkungen bezüglich der langfristigen Steigerung der physischen und intellektuellen Leistungsfähigkeit sowie der Belastungsfähigkeit in Bezug auf Stress gezeigt. Dieser immer wieder von unzähligen Anwendern erfahrene Effekt beruht auf der einmaligen Kombination der Pflanzeninhaltsstoffe, die ein optimales Wirkungsumfeld für das Koffein bilden. Man kann also keine wirklich stimmigen Aussagen über die Wirkung von Guarana machen, indem man einfach Guarana mit Koffein gleichsetzt.

- Eine Tasse aufgebrühter Kaffee (ca. 0,15 Liter) enthält zwischen 100 mg und 200 mg Koffein.
- Eine Tasse schnellöslicher Kaffee enthält zwischen 60 mg und 100 mg Koffein.
- Eine Tasse Schwarzer Tee enthält zwischen 40 mg und 100 mg Koffein.
- Eine Tasse Kakao enthält etwa 10 mg Koffein.
- Eine Dose – ein Drittel Liter eines populären Colagetränkes – enthält ungefähr 45 mg Koffein.
- Ein Gramm Guarana – Ungefähr ein knapper halber Teelöffel – enthält etwa 35 mg Koffein. Zum direkten Vergleich: Mit einem guten Teelöffel Guarana – ca. 50 mg Koffein – läßt sich ein Liter wohlschmeckender Guarana-Tee herstellen.

Auf die Dosis kommt es an!

Wichtig: Bei der Aufnahme von etwa einem Gramm Koffein, bezogen auf einen Erwachsenen innerhalb eines kurzen Zeitraumes – dies entspricht ungefähr 20 Gramm Guarana[14] – kann es zu Vergiftungserscheinungen kommen!

Die Inhaltsstoffe von Guarana

Viele Inhaltsstoffe der Guaranafrüchte sind noch nicht oder nicht abschließend wissenschaftlich untersucht, obwohl die diesbezügliche Forschung auf Hochtouren läuft. Wesentliche Informationen über die Wirkungen von Guarana stammen aus der tradierten Ethnomedizin der Indios. Wichtig ist bei der Bewertung der oben angeführten Liste der Inhaltsstoffe, dass isolierte Substanzen oft in vieler Hinsicht aggressiver oder auch teilweise anders wirken als wenn sie in einem von Mutter Natur wohl abgestimmten Verhältnis im Zusammenhang mit der ganzen Biologie einer Pflanze angewendet werden. Insofern lassen sich nur in begrenztem Maße Aussagen über die gesundheitlichen Wirkungen einer Pflanze aus Untersuchungen zu den Wirkungen ihrer isolierten Inhaltsstoffe machen. Die Indianerschamanen sagen dazu: „Nicht die verschiedenen Bestandteile der Pflanze heilen, sondern der mächtige spirituelle Geist, der durch die irdische Form

Die Biologie der gesamten Pflanze ist ausschlaggebend

Der „spirituelle Geist der Pflanze" ist der Wirkstoff

der Pflanze wirkt!" Trotzdem möchte ich in dem folgenden Abschnitt die meiner Ansicht nach wichtigen Inhaltsstoffe von Guarana etwas ausführlicher darstellen, denn ein gewisser Eindruck des Charakters dieses Pflanzenproduktes lässt sich schon daraus ableiten.

Koffein – das „Kulturalkaloid"

Als Koffein wird das Alkaloid der Kaffeebohne bezeichnet. Seine chemische Formel ist:: $C_8H_{10}O_2N_4 \cdot H_2O$. Von seiner chemischen Zusammensetzung her basiert es auf den so genannten *Purinen* ($C_5H_4N_4$). Stoffe, die auf dieser Struktur aufbauen, sind in der DNS, der Trägerin des menschlichen Erbmaterials, in jeder menschlichen Zelle zu finden. An die Stickstoffatome angebunden sind Methylgruppen (chemische Formel: $—CH_3$) und Hydroxylgruppen (chemische Formel: OH-). Die korrekte chemische Bezeichnung von Koffein ist: 1,3,7-trimethylxanthin.

Koffein hat viele Gesichter

Koffein kommt außer in der Kaffeebohne unter anderem auch in den Blättern des Teestrauches (Thea sinensis), der Kolanuss, der Kakaobohne, in Mate sowie den Früchten und Blättern der Guaranapflanze vor.

So wirkt Koffein

Koffein hat die Wirkung, die Herztätigkeit anzuregen, den Blutdruck zu erhöhen und die Gefäße zu erweitern. Dies verbessert insgesamt die Durchblutung und stimuliert die Großhirnrinde, die fünf Sechstel des gesamten Gehirns ausmacht. Dieser Teil des Zentralen Nervensystems ist unter anderem für Wahrnehmungsfähigkeiten und Reaktionsvermögen zuständig. In Bezug auf das Herz verbessert es die Kontraktionsfähigkeit des Herzmuskels und erweitert die Herzkranzgefäße. Übrigens beeinflusst Koffein entgegen der landläufigen Meinung nur in geringem Maße den Blutdruck. In Bezug auf das Gehirn wird der Tonus der Blutgefäße erhöht, weswegen es auch im Rahmen von Migräne- und Kopfschmerzmedikamenten Anwendung findet.

Die Durchblutung wird verbessert

Koffein regt die Nierentätigkeit an und verursacht damit Harndrang (Diurese).

Es stimuliert die Lungenfunktion, weswegen es auch des öfteren zum Beispiel bei Bronchialasthma lindernde Wirkung entfaltet. Allerdings steigert Koffein die Atemfrequenz (= Atembeschleunigung) und nicht die Atemmenge.

Außerdem beeinflusst es den Magen-Darm-Bereich, den Stoffwechsel und die Muskulatur. Im Magen wirkt es als Reizstoff und erhöht die Freisetzung von Magensäure. Im Falle von Guarana, wo das Koffein an Ballaststoffe gebunden erscheint und außerdem durch Fette, Ballaststoffe und Eiweiße „gepuffert" wird, tritt dieser Effekt nicht, wie bei dem Kaffee, der magenreizend wirkt, auf, da es erst im Darm während des Verdauungsprozesses gelöst wird.

Im Stoffwechsel steigert Koffein den Glykogenabbau in der Leber, die so genannte Glykolyse und sorgt darüber hinaus sogar für die Bereitstellung von Fetten aus den Fettzellen, die so genannte Lipolyse. Es erhöht also tendenziell den Blutfettspiegel. Wer unter einem krankhaft zu hohen Blutfettspiegel leidet, sollte sich deswegen vorsichtshalber regelmäßig medizinisch untersuchen lassen,

Das Blut stellt mehr Energie bereit

wenn langfristig koffeinhaltige Produkte wie Schwarztee, Kaffee oder Guarana genossen werden.

Zusammengefasst verbessert Koffein also die kurz- und langfristige Energiebereitstellung im Blut, was natürlich einen positiven Einfluss auf die Leistungsfähigkeit der Muskelzellen hat. Während Koffein die glatte Muskulatur entspannt – wichtig für die Verbesserung vieler Lungenfunktionen – sorgt es gleichzeitig für eine verstärkte Anspannung der quergestreiften Muskeln, also für mehr Körperkraft, und dieser Effekt ist auch ein Grund für seine verdauungsfördernden Eigenschaften.

... zu Risiken und Nebenwirkungen fragen Sie ...

„Alles ist ein Gift, nur auf die Menge kommt es an" (Paracelsus)

Bereits bei Einnahmemengen zwischen 50 mg und 200 mg, entsprechend ungefähr einer halben bis zwei Tassen Kaffee, regt es die Psyche zu verstärkter Aktivität an. Den stärksten diesbezüglichen Effekt kann es bei Menschen in sehr ermüdetem Zustand erreichen.

Weil Koffein die Durchlässigkeit der Gewebe- und Zellmembranen erhöht, können sowohl die Aufnahme als auch die Wirksamkeit anderer Wirkstoffe wesentlich erhöht werden.

Zusammengefasst lässt sich feststellen, dass es die Schlafneigung zu hemmen vermag sowie die psychische und physische Leistungsfähigkeit verbessert.

In manchen Fällen wirkt Koffein allerdings im Gegenteil als eine Art Schlafmittel: So etwa bei Menschen in fortgeschrittenem Alter, bei Menschen mit zu hohem Blutdruck und Personen, die seit langer Zeit regelmäßig und in größeren Mengen koffeinhaltige Produkte anwenden.

In dem fast überall auf der Erde beliebten Kaffee ist Koffein der wesentliche Wirkungsträger. Andere koffeinhaltige Genussmittel sind zum Beispiel Schokolade, Kakao und Colagetränke.

In der Arzneimittelkunde wird das „Kulturalkaloid Nr. 1" zur Stimmungsaufhellung und als Stärkungsmittel geführt. Als *Coffea* ist es in der Homöopathie bekannt und wird dort in potenzierter Form unter anderem wegen seiner Heilkraft in Bezug auf bestimmte Arten von Schmerzen und nervöse Schlafstörungen mit ständigem Gedankenzustrom geschätzt.

Bei stark überhöhter Dosierung – ein Gramm oder mehr Koffein innerhalb einer kurzen Zeitspanne entsprechen ungefähr fünf bis zehn Tassen Filterkaffee oder etwa 20 Gramm (neun bis elf Teelöffel) reinem Guaranapulver – entsteht die so genannte *Koffeinvergiftung*. Ihre Symptome sind: Psychische Erregungszustände verschiedener Art; Übelkeit mit Erbrechen; Durchfall und verstärkter Harndrang; Unruhe; Kopfschmerzen; Sehstörungen; Ohrensausen; Zittern; Muskelstarre und -krämpfe; Verwirrungszustände; manchmal Fieber; Herzrasen (Tachykardie), aber auch das Gegenteil: krankhaft verlangsamter Puls (Bradykardie) und auch Herz- und Kreislaufzusammenbruch. Bei

> ## Achtung: Überdosierung
> Eine Koffeineinnahme von 3–10 Gramm, entsprechend 15–30 Tassen Filterkaffee (je nach Stärke) oder 60–200 Gramm Guarana, innerhalb kurzer Zeit kann zum Tode führen.

einer Koffeinvergiftung schwinden die Symptome im Allgemeinen ohne weitere Behandlung innerhalb von etwa 24 Stunden. Es kann aber wichtig sein, die Kreislauffunktionen medizinisch zu überwachen und nötigenfalls zu stabilisieren, den Betroffenen vor Auskühlung zu schützen (Warmhalten). Auf jeden Fall sollte auf reichliche Flüssigkeitszufuhr (Wasser!) geachtet werden. 40 bis 50 ccm Wasser pro Kilogramm Körpergewicht pro Tag sind hier als Minimum anzusehen.

Mögliche Suchtgefahr

Koffein macht körperlich nicht abhängig

Koffein verursacht übrigens auch in isolierter Form keine Sucht, wie zum Beispiel Alkohol, Nikotin, Heroin oder Kokain. Ein Suchtverhalten kommt allein durch die Charakterschwäche bestimmter Menschen zustande, die sich aus verschiedenen Gründen immer wieder aufputschen wollen oder zu müssen glauben, wie zum Beispiel Arbeitssüchtige (Workaholics). Menschen, die unter bestimmten Neurosen leiden, können ebenfalls eine psychische Koffeinsucht entwickeln. Koffein macht also körperlich nicht abhängig.

Bei regelmäßiger Anwendung größerer Dosen von koffeinhaltigen Produkten wird meist eine Abstumpfung gegenüber den entsprechenden Wirkungen erfolgen. Statt dann mehr Koffein einzuwerfen, ist es in schweren Fällen gesundheitlich sinnvoll, alles, was Koffein enthält, für einige Monate komplett abzusetzen; bei leichten Fällen kann der Umstieg von Kaffee und anderen Produkten, die freies Koffein enthalten, auf die wesentlich sanfteren Verwandten Grüner Tee und Guarana helfen. Bei Guarana und Grünem Tee ist nach den mir vorliegenden Informationen außer bei exzessivem langfristigem Missbrauch noch kein Abstumpfungseffekt eingetreten. Bei Grünem Tee kann außerdem eine von Natur aus koffeinarme Sorte verwendet und der erste, besonders koffeinhaltige Aufguss nach 30 Sekunden ziehen lassen weggeschüttet und dann der zweite Aufguss zum Genuss verwendet werden.

Am schnellsten wird Koffein im Kaffee aufgenommen. Es wird hier größtenteils direkt über die Magenschleimhäute resorbiert und gelangt auf diese Weise umgehend in den Blutkreislauf. Bei Grünem Tee oder Guarana ist das Koffein an Ballaststoffe gebunden und wird statt im Magen erst im Darm über den Verdauungsprozess langsam, nachhaltig wirkend und damit sehr schonend, wenn nicht gar gesundheitsfördernd, freigesetzt. Das Koffein im Kaffee wirkt vergleichsweise wie ein Schock. Und Schockerfahrungen bringen mit der Zeit leicht die Regelsysteme des Organismus durcheinander.

Der Abbau des Koffeins im menschlichen Körper geschieht individuell sehr unterschiedlich. Letztlich wird es aber einerseits zu Harnsäure umgewandelt und – mit einem Rest von etwa 10% – so über die Nieren, andererseits über den Darm ausgeschieden. Für Gichtkranke ist Koffein – also auch das koffeinhaltige Guarana – kein Problem. Denn obwohl es im Stoffwechsel zum Teil zu Harnsäure wird, bevor es über den Urin zur Ausscheidung gelangt, steigt der Harnsäurespiegel im Blut nicht an.

Alkaloide wie das hier beschriebene Koffein sind stickstoffhaltige Substanzen, die bei sehr vielen Pflanzen, besonders jedoch bei höheren Blütenpflanzen, zu finden sind. Weitere Beispiele für bekannte Alkaloide sind: Nikotin, Chinin, Strychnin und Meskalin. Insgesamt lässt sich sagen, dass Alkaloide wichtige Arzneien darstellen können. Je nach Eigenart spielt aber die Dosierung eine große Rolle. Bei Koffein wie etwa im Kaffee oder in Guarana kann verhältnismäßig locker mit der Dosierung umgegangen werden, obwohl es auch hier bei sehr hohen Einnahmemengen gefährliche Vergiftungen geben kann. Das Alkaloid Strychnin ist dagegen beispielsweise weniger tolerant. Es entfaltet seine beeindruckenden Heilwirkungen nur in allerkleinsten Dosierungen; ansonsten ist es ein tödliches Gift.

Das Zusammenwirken von Koffein mit anderen Substanzen

Die Auswirkungen des Koffeins werden unter anderem durch die folgenden Stoffe verstärkt: Disulfiram (Arzneimittel zur Alkoholentwöhnung); hormonell wirkende Kontrazeptiva (empfängnisverhütende Mittel); Beta-Sympathomimetika (Medikamente, die zur Behandlung einiger Herzerkrankungen, von Asthma und asthmaähnlichen Erkrankungen sowie zur Hemmung der Wehentätigkeit Verwendung finden); Chinolone (Gyrasehemmer; bakterienabtötend wirkende Antibiotika, die beispielsweise zur Behandlung von Infektionen des Urogenitalsystems, der Atemwege, Typhus und infektiösen Durchfallerkrankungen verwendet werden); Cimetidin (Histaminblocker); Ergotamin (Arzneisubstanz, die unter anderem zur Behandlung von Akromegalie[21], Migräne, Parkinson[22], Blutstillung nach Entbindungen und zur Hemmung der Milchbildung eingesetzt wird); herzwirksame Glykoside; Phenylpropanolamin (wird unter anderem als Appetitzügler verwendet); Salicylate (vielseitig verwendbare Arzneisubstanz, die unter anderem gegen Thrombosebildung sowie zur Behandlung von Rheuma und Schmerzen verschiedenster Art verwendet wird); Amphetamine[23].

Die dämpfenden Wirkungen von Alkohol auf das Zentrale Nervensystem werden einerseits reduziert, die enthemmenden Effekte jedoch gesteigert.

Entzugserscheinungen von Alkohol, auch der bekannte „Kater", aber auch von Drogen wie etwa Opiaten können reduziert, keinesfalls aber beseitigt werden.

Eine besondere Warnung ist in Bezug auf die zeitnahe Einnahme von koffeinhaltigen Produkten gleich welcher Art und Drogen wie Amphetamin[24] (inklusive dessen Derivate), Kokain, Khat und so genannten *Designerdrogen* (Ecstasy; Angel Dust und ähnliche) angebracht. Es tritt dabei eine beide Komponenten betreffende Wirkungsverstärkung mit unkontrollierbaren Effekten auf,

Vorsicht bei gleichzeitiger Einnahme von koffeinhaltigen Produkten und Drogen!

die zu problematischen Auswirkungen auf das Herz-Kreis-lauf-System sowie zu Hirnblutungen führen können. Ebenso ist die zeitnahe Einnahme von koffeinhaltigen Produkten und so genannten Nootropika[25] kontraindiziert, da sich die stimulierenden Wirkungen beider Substanzen in unvorhersehbarer Weise gegenseitig verstärken können.

Theobromin

Kein Guarana für Haustiere!

Dieser Stoff ist ebenfalls ein Purin (siehe unter Koffein). Er wirkt ähnlich dem Koffein, nur weniger stark, insgesamt sanft anregend und fördert die Nierenfunktion (Entwässerung) sowie die Leistungsfähigkeit des Herzens.

Obwohl es vielleicht seltsam erscheint, eine durchaus ernstgemeinte Warnung: Hunde können von Theobromin Vergiftungserscheinungen bekommen. Also sollten sie weder Tee noch Guarana oder Schokolade bekommen, worin diese, für Menschen in normalen Mengen völlig unschädliche Substanz, vorkommt.

Theobromin wird zu Harnsäure abgebaut und über die Nieren ausgeschieden.

Theobromin ist im Vergleich zu Koffein in Guarana nur in geringen Mengen enthalten, deswegen haben seine Wirkungen nur einen begleitenden, abrundenden Gesamteinfluss.

Theophyllin

Diese Substanz, gleichfalls ein Purin wie das weiter oben beschriebene Koffein, ist sehr vielseitig. Theophyllin hat einen insgesamt anregenden Effekt auf den Organismus. Die Nierentätigkeit (Entwässerung) wird von ihm ebenfalls, aber viel schwächer als bei seinem bekannteren Verwandten, dem Koffein, angereizt. Die Herztätigkeit wird stimuliert. Es erweitert die Gefäße von Herz und Nieren, entspannt die glatte Muskulatur und verbessert viele Lungenfunktionen, weswegen es auch als isolierter Stoff als Arzneimittel zur Therapie von bestimmten chronischen Atemwegserkrankungen Anwendung findet. Durch eine indirekte Steigerung der Adenosinwirkung im Stoffwechsel kann es bei Migräne helfen. Theophyllin verbessert die Freisetzung von Calcium sowohl aus als auch in den Depots im Inneren der Körperzellen.

Theophyllin wird zu Harnsäure abgebaut und über die Nieren ausgeschieden.

Theophyllin ist im Vergleich zu Koffein in Guarana nur in geringen Mengen enthalten, deswegen haben seine Wirkungen nur einen begleitenden, abrundenden Gesamteinfluss.

Tannine (pflanzliche Gerbstoffe – Gerbsäure)

Tannine zeichnen sich durch die Fähigkeiten des Gerbens, Zusammenziehens (Adstringieren) von lebendigem Gewebe wie zum Beispiel Schleimhäuten und des Desinfizierens aus. Sind im Magen-Darm-Trakt Giftstoffe vorhanden, werden sie durch die Wirkungen der Tannine neutralisiert, einem etwaigen Durchfall wird dadurch und aufgrund der die Schleimhäute adstringierenden Wirkung Einhalt geboten. Gleichzeitig werden in diesem Bereich schädlich wirkende Keime abgetötet. Tannine sind in den in Guarana, Tee oder Kaffee vorkommenden Mengen in keiner Weise als toxisch einzustufen. Die pflanzlichen Gerbstoffe in Guarana liefern einen wesentlichen Beitrag zu dem typischen Geschmack.

Giftstoffe im Magen-Darm-Trakt werden neutralisiert

Saponine (Seifenstoffe)

Diese organischen Verbindungen wurden und werden als Grundlage für die Herstellung von Seifen verwendet – daher der Name. Saponine werden arzneilich zum Beispiel als Mittel zur Auswurfförderung bei Erkrankungen der Atemwege und zur Entwässerung, also zur Verbesserung der Nierenfunktion, eingesetzt. Weiterhin können die pflanzlichen Seifenstoffe, je nachdem wie ihre individuelle chemische Zusammensetzung ist, auch gegen Krankheitserreger wie etwa Bakterien, Pilze und verschiedene Parasiten wirken. In der Agrarwirtschaft werden besondere Saponine mitunter gegen Insektenbefall von Nutzpflanzen eingesetzt. Da die in Guarana enthaltenen Saponine nicht in nennenswerten Mengen durch die Darmwände in den Stoffwechsel des Körpers gelangen, entfalten sie ihre Wirkung schwerpunktmäßig im Verdauungstrakt. Hierauf ist höchstwahrscheinlich auch die traditionelle Anwendung von Guarana gegen Ruhr und die verschiedenartigsten Magen- und Darmerkrankungen zurückzuführen.

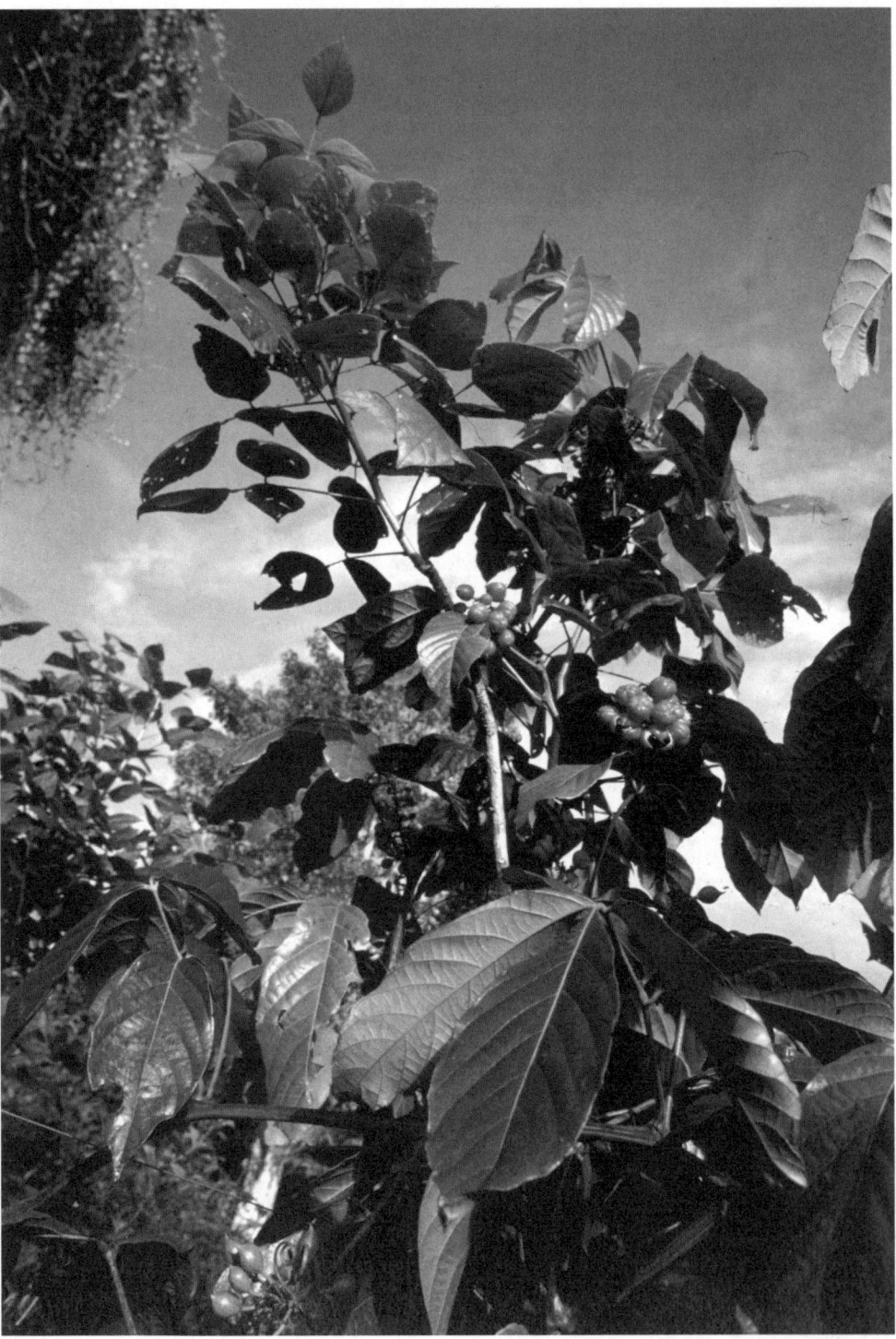

Kapitel 4

Guarana – wie es richtig angewendet wird

Selbstverständlich ist es auch bei Guarana wichtig, die richtige Anwendungsweise zu kennen. Viel hilft nicht unbedingt viel, aber zu große Vorsicht verhindert gleichfalls gute Resultate. Dieses Kapitel kann dabei helfen, mit Guarana in den verschiedensten Lebenssituationen sinnvoll umzugehen. Bitte aufmerksam lesen!

2–5 Gramm Guarana täglich ist eine übliche Menge

Je nach Einsatzgebiet sind eine tägliche Dosis von zwei bis fünf Gramm Guarana sinnvoll. Das sind etwa ein halber bis knapp eineinhalb Teelöffel voll. Die Wirkung setzt nach ungefähr einer Stunde ein und hält bis zu sechs Stunden an, da das *Guaranin*, ein dem Koffein entsprechendes Alkaloid, an Ballaststoffe gebunden ist und deswegen erst im Verdauungstrakt langsam und sanft freigesetzt wird, anstatt wie bei dem allseits bekannten Kaffee bereits im Magen. Guarana entfaltet also eine Art Depotwirkung.

Die nachfolgenden Beispiele können Orientierungen für unterschiedliche Anwendungsbereiche von Guarana sein.

Wie Sie Guarana im Alltag richtig anwenden

Gleich nach dem Aufstehen eingenommen – oder über das Frühstücksmüsli gestreut – aktiviert es die geistigen und körperlichen Kräfte mit einer Verzögerungsphase von 60 bis 90 Minuten für einen erfolgreichen Morgen. Mit einer zweiten Dosis am frühen Nachmittag, also nach ungefähr sechs Stunden, gibt es keinen „toten Punkt nach dem Essen" und die Energie für ein erfülltes Privatleben wird auch noch bis in die Abendstunden bereitstehen. Für die Alltagsanwendung ist regelmäßiger, langfristiger Gebrauch von kleinen Einnahmemengen sinnvoll.

1–2mal täglich Guarana, nicht mehr

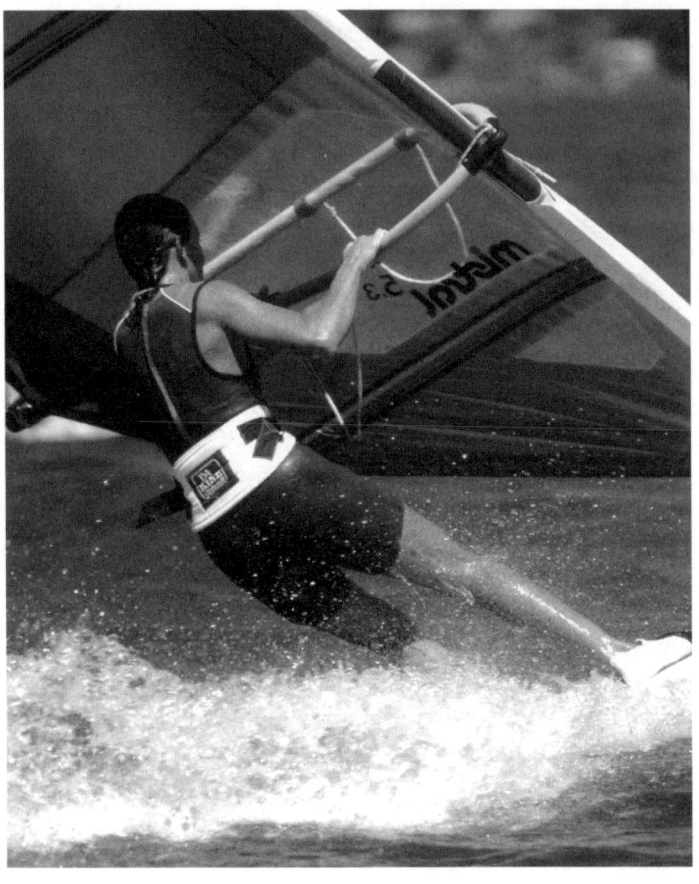

Wird Guarana vor sportlichen Aktivitäten genossen, ist es noch wichtiger, viel zu trinken, da Guarana die Flüssigkeits-ausscheidung des Körpers beschleunigt

Guarana im Sport

Leistungssportler bitte den Arzt fragen!

Auch hier etwa 60 bis 90 Minuten vor Trainingsbeginn Guarana einnehmen. Die Dosis kann wegen des beschleunigten Stoffwechsels deutlich höher als im Alltagsgebrauch ausfallen. Viel Trinken hilft dem Körper, die durch Guarana verstärkte Flüssigkeitsausscheidung zu kompensieren. Bei langfristigen sportlichen Anstrengungen kann nach etwa drei Stunden eine weitere Dosis Guarana verwendet werden. Diese sollte aber wesentlich geringer als die erste ausfallen.

Achtung! Koffein gilt in hohen Dosierungen als – verbotenes – Dopingmittel! Also sollte Guarana vor Wettkämpfen nur in den Dosierungen verwendet werden, die von dem zuständigen Mannschaftsarzt oder Sportmediziner genehmigt worden sind.

Die wichtigsten Gebrauchsinformationen zu Guarana auf einen Blick:

Dosierung: Je nach Anwendungsgebiet und Reaktionsfähigkeit des individuellen Organismus ist eine Tagesdosis von etwa zwei bis fünf Gramm Guarana sinnvoll.

Dauer der Anwendung: Natürliches Guarana kann von gesunden Menschen durchaus langfristig angewendet werden, Kranke sollten sich *immer* mit dem behandelnden Mediziner vor Beginn der Einnahme beraten. Grundsätzlich ist es sinnvoll, sich Klarheit darüber zu verschaffen, welche Grundlage der Wunsch hat, Guarana ständig einzunehmen. Wer sich damit für andauernde Überforderung rüsten will, tut gut daran, noch einmal in Ruhe seine Einstellung zu überdenken. Guarana ist ein Vitalisierungsmittel, eine Nahrungsergänzung, die dem Körper hilft, seine Möglichkeiten voll auszuspielen. Aber auch ein sehr effektiv funktionierender Stoffwechsel braucht unbedingt seiner Leistung nach angemessene Ruhezeiten! Wer nicht irgendwann zum unpassendsten Moment mit einem Burn-out-Syndrom zusammenbrechen und langfristig lahmgelegt sein will, sollte dies berücksichtigen.

Dauer-Power ist ungesund

Gewöhnung: Werden mittlere bis hohe Dosen Guarana langfristig eingenommen, entwickelt der Körper eine gewisse Toleranz gegenüber der vitalisierenden Wirkung. Mit anderen Worten: Er stumpft gegenüber Guarana spürbar ab! Bei kleinen Einnahmemengen tritt dieser Effekt nur recht selten auf. Diese Dosierung entspricht auch mehr einem sinnvollen Gebrauch. Etwaige anfängliche Nebenwirkungen verringern sich übrigens auch bei längerfristiger Einnahme von Guarana.

Weniger ist auch hier mehr

Die beste Anwendungsweise: Guarana wird meiner Erfahrung nach am besten als wohlschmeckender Tee genossen. Hier ist auch die bei koffeinhaltigen Produkten wichtige Extraportion Wasser mit berücksichtigt.

Aufpassen: Wer aus irgendeinem Grund regelmäßig Medikamente nimmt, sollte trotz der erwiesenermaßen guten allgemeinen Verträglichkeit von Guarana mit dem behandelnden Mediziner Rücksprache halten, bevor das Dschungeltonikum angewendet wird.

Letztlich kann mit Guarana nichts Schlimmeres passieren als mit Schwarzem Tee oder Kaffee. Also kann ein bisschen Mut zum Experimentieren – bei Gesunden – auch nicht viel schaden.

Die Anwendung von Guarana vor Prüfungen, Vorstellungsgesprächen oder Besprechungen

Mäßig und regelmäßig ist am sinnvollsten

Ungefähr ein bis zwei Stunden vor Prüfungsbeginn Guarana in einer mittleren Dosis einnehmen. Während und kurz vor der Prüfung sollten keine weiteren koffeinhaltigen Produkte genossen werden, da sich sonst Nervosität und Konzentrationsprobleme einstellen können.

Generell ist, wie schon oben gesagt, meiner Ansicht nach eine regelmäßige Anwendung von Guarana in kleinen Dosierungen am sinnvollsten. Sicherlich können bei zeitlich begrenzten, höheren Anforderungen körperlicher oder geistiger Art auch höhere Einnahmemengen von Guarana zur Anwendung kommen. Zur täglichen Gewohnheit sollten sehr hohe Dosierungen aber nicht werden.

Wie hoch ist nun hoch? Da die individuellen Voraussetzungen sehr unterschiedlich sind, lassen sich dazu nur ungefähre Angaben machen. Eigene Erfahrungen sind zur genauen Einstellung der persönlichen Dosierung im Rahmen der oben angegebenen Grenzwerte unbedingt zu empfehlen.

Guarana und ein gesunder Schlaf

Kräftige Nerven – gesunder Schlaf

Übrigens führt Guarana meiner Erfahrung nach nur selten zu Problemen beim nächtlichen Schlaf. Sogar Menschen, die diesbezüglich empfindlich auf Kaffee reagieren, vertragen meist Guarana ausgesprochen gut. Viele Anwenderberichte lassen sogar den Schluss zu, dass bei regelmäßiger Anwendung von Guarana durch die Kräftigung der Nerven Schlafprobleme mit der Zeit vergehen und die Nachtruhe sogar wesentlich tiefer und erholsamer wird.

Japanische Forscher ermitteln die beste Darreichungsform von Guarana in Bezug auf das Muntermachen.

Nach den Ergebnissen eines japanischen Forscherteams werden vor diesem Hintergrund besonders gute Resultate erzielt, wenn Guarana in Form von Kaugummi mit Pfefferminzgeschmack verabreicht wird. Allerdings spielen hierbei eine ganze Reihe subjektiver Faktoren mit. Trotzdem – selbst probieren kann auf keinen Fall schaden. Allerdings sollte ein Guaranakaugummi unbedingt ohne die Zugabe von Extrakoffein genossen werden.

Kapitel 5

Fit forever? Sinn und Unsinn von Vitalisierungsmitteln

Da gibt es schon den ständig weiter ausufernden Missbrauch von Kulturdrogen wie Kaffee, Tee, Schokolade, Colagetränken, ganz zu Schweigen von harten Sachen wie Kokain – und jetzt auch noch Guarana! Muss das überhaupt sein? Geht es nicht auch ohne so etwas? Warum soll eigentlich jeder ständig wach und fit sein müssen?!

Muß man ständig „unter Strom" stehen?

Nun, dies sind wichtige Fragen, die sicher nicht nur ich mir des Öfteren gestellt habe und mit denen ich auch heute noch immer wieder auf verschiedene Weise intensiv beschäftigt bin. Folgende Antworten habe ich mir dazu erarbeitet ...

Auf die Dosis kommt es an

Meiner Ansicht nach sind Konsumartikel wie Kaffee, Schwarztee, die aufputschenden Inhaltsstoffe von Colagetränken, die in den neuesten Versionen unter anderem den Anwender zum „Fliegen" bringen sollen, nur in relativ selten konsumierten kleinen Mengen sinnvoll. Und zwar ganz klar nicht zum Anregen, sondern eher als Genussmittel. Vorausgesetzt, sowas schmeckt auch gut. Ein traditionell zubereiteter Cappuccino nach dem Essen ist schon einmal was Feines und sicher für jeden Gesunden auch problemlos bekömmlich. Sogar der Erfinder der Homöopathie, der berühmte Arzt und Apotheker Hahnemann (1755–1843), empfiehlt in seinen Schriften den Genuss einer *kleinen* Tasse türkischem Mokka nach dem Essen zur Anregung der Verdauungskräfte.

Kleine Mengen bieten Genuss

Wer aber glaubt, er könne sich mittels der ständigen überreichlichen Einnahme solcher Drogen – denn um nichts anderes handelt es sich! – zu „Superwoman" oder „Superman" transformieren, irrt gewaltig!

Allerdings sind derartige Ideen nicht erst in unserer modernen Zeit entstanden. Noch in den ersten Jahrzehnten des 20. Jahrhunderts wurde mit Kokain versetzter Wein als Erfrischung besonderer Art ganz offiziell sogar

Ein kleiner Test für bewusste Genießer

Wer sich verantwortungsbewusst mit dem Thema „Vitalisierungsmittel" auseinandersetzen möchte, kann dazu als Grundlage den folgenden kleinen Test verwenden, den ich vor einiger Zeit entwickelt habe, um Führungskräfte, die bei mir ein langfristig angelegtes Coachingprogramm absolvieren, sensibel für den Umgang mit ihrer Gesundheit im Allgemeinen und koffeinhaltigen „Wachmachern" im Besonderen zu machen.

1. Wieviele koffeinhaltige Getränke und sonstige koffeinhaltige Nahrungs- und Genussmittel nehme ich jeden Tag im Schnitt zu mir? ☐

2. Wieviel Koffein führe ich mir damit insgesamt täglich zu? (Umrechnung siehe S. 35) ☐ **mg**

3. Gerate ich in eine nervöse, ängstliche oder gereizte Stimmung, wenn ich nicht zu bestimmten Zeiten oder Anlässen (Essen, Konferenzen, Kundengespräche) koffeinhaltige Genussmittel konsumieren kann? *ja* ☐ *nein* ☐

4. Sorge ich dafür, immer genug Kaffee oder andere koffeinhaltige Produkte verfügbar zu haben? *ja* ☐ *nein* ☐

5. Schätze ich meine Befindlichkeit so ein, dass ich am Morgen, nach dem Essen oder während der Arbeit Kaffee oder Ähnliches *brauche*, um meine Aufgaben erfüllen zu können? *ja* ☐ *nein* ☐

6. Leide ich unter regelmäßigen Schlafstörungen, Überreiztheit oder unerklärlichen Angstzuständen? *ja* ☐ *nein* ☐

Zur Auswertung: Wer regelmäßig seine Flüssigkeitsaufnahme überwiegend durch koffeinhaltige Getränke deckt – also wenn Kaffee oder Schwarztee im Schnitt deutlich mehr als 15 % der Flüssigkeitszufuhr ausmachen – ist dies ein klares Warnsignal. Die Gesundheit wird unter diesem Verhalten langfristig leiden, da die genannten Getränke den Organismus *entwässern*. Sie enthalten Substanzen, die die Nieren zu verstärkter Urinproduktion anregen. Damit wird der Körper mit der Zeit regelrecht ausgetrocknet, falls er nicht zusätzlich Wasser bekommt. Bei den Indios wird zum Beispiel Guarana fast nur als Tee oder in kaltem Wasser aufgerührt (Aqua branca, siehe Rezept auf Seite 19) genossen. Im Verhältnis zu der Koffeinmenge wird dem Körper dabei mehr als genug zusätzliche Flüssigkeit zugeführt. Bei Kaffee ist das Verhältnis wesentlich ungünstiger, falls nicht ein Glas Wasser zu jeder Tasse Kaffee getrunken wird. Neben Nierenproblemen, trockener Haut, Bindegewebsverschlackung, Konditionsverlust, Wirbelsäulen- und Gelenkleiden können auch zu hoher Blutdruck und verschiedene andere Gesundheitsstörungen langfristig aus zu geringer Wasserversorgung resultieren. Eine gesunde Deckung des Flüssigkeitsbedarfs lässt sich mittels einer einfachen Formel errechnen: Pro Kilogramm Körpergewicht sollten etwa 30 ccm *Wasser* täglich getrunken werden. Zu jeder Tasse Kaffee oder Schwarztee sollte zum Ausgleich des Flüssigkeitsverlustes ein kleines Glas Wasser getrunken werden. In Ländern mit einer traditionellen Kaffeekultur wie etwa Österreich ist es noch heute absolut üblich, zu jeder Tasse Kaffee ein Glas kohlensäurefreies Wasser gereicht zu bekommen. Für alkoholhaltige Getränke gilt das Gleiche, denn auch Alkohol entwässert! Milch, Fruchtsäfte und Limonaden können *zusätzlich* genossen werden. Sie gelten aus ernährungsphysiologischer Sicht nicht als reine Flüssigkeitszufuhr.

Wenn auch nur *eine* der Fragen 3. bis 6. mit einem „Ja!" beantwortet wird, könnte ein Problem mit Koffein bestehen! Unbedingt sollten Produkte, die isoliertes Koffein enthalten, ab sofort nicht mehr verwendet werden. Statt dessen können natürliche Vitalisierungsmittel wie etwa Grüner Tee oder Guarana eingesetzt werden.

Werden mehr als eine der Fragen 3. bis 6. mit „Ja!" beantwortet, ist ein Gang zum Arzt anzuraten, damit eine etwaige psychische Koffeinabhängigkeit[26] (Koffeinsucht) festgestellt werden kann. Auch eine Psychotherapie zur Klärung und Harmonisierung der psychischen Suchtmuster ist meist angeraten. Ich würde eine Koffeinsucht genau so ernst nehmen wie eine Alkoholabhängigkeit. Zwar hat unsere Gesellschaft kaum Sensibilität für diese Art der Abhängigkeit entwickelt, krankhaft und schädlich für Körper und Geist ist sie dennoch mit Sicherheit! Vor allem deshalb, weil hier im Grunde der Koffeinmissbrauch nur die Oberfläche ist, hinter der sich Zwangsverhaltensweisen verbergen.

in höchste Kreise der katholischen Kirche geliefert. Ebenso war Kokain auch einmal regulärer Bestandteil mancher heute noch immer gut bekannter Colagetränke.

Der Kaffee trat seinen Siegeszug um die Welt höchstwahrscheinlich deswegen an, weil im mohammedanischen Weltreich Alkohol vom großen Propheten verboten worden war. Der Kaffee wurde im 16. Jahrhundert in Konstantinopel so stark in den Kaffeehäusern zubereitet, dass die ihn genießenden Kunden nicht nur lange Zeit wach blieben, sondern auch in echte Rauschzustände kamen. Bereits Jahrhunderte vorher wurden gewaltige irdene Krüge mit heißem Kaffee unter den islamischen Gläubigen an den Wallfahrtsplätzen herumgereicht, um sich während der oft Tag und Nacht dauernden Gebetsrituale wach zu halten. Doch genug mit dem kleinen Ausflug in die Histörchen um die Wachmacher.

Gläubige im Kaffeerausch

Leistungskraft pro und kontra Lebensqualität

Meiner Ansicht nach ist das Streben nach dem Überschreiten von Grenzen aller Art, also auch den Grenzen der eigenen Leistungsfähigkeit, in die menschlichen Gene eingebaut. Schlimm ist dies sicher nicht, solange das Streben nach mehr Vitalität nicht auf Kosten eines erhöhten körperlichen oder geistigen Verschleißes geht. Wird das „Mehr" an Wachheit und Fitness also durch effektiver ablaufende Stoffwechselprozesse bereitgestellt, ist es eine natürliche Konsequenz verbesserter Gesundheit. Somit ist es im eigentlichen Sinne des Wortes keine Grenzüberschreitung, sondern genau genommen nur ein wieder in Besitz nehmen des angestammten – und leider allzu oft vergessenen, vieleicht nie erfahrenen – Vermögens.

Im Gegensatz zu künstlichen Aufputschmitteln verschleißt Guarana die Reserven nicht, sondern verbessert ihre Nutzung und die Belastungsfähigkeit von Körper und Geist. Es regt an, aber nicht auf

Auf diese Weise möchte ich auch das vorliegende Buch – und überhaupt meine gesamte Arbeit zur Verbesserung der Lebensqualität – verstanden wissen.

Guarana ist ein seit Jahrhunderten traditionell verwendetes Mittel zur Ausschöpfung der vollen Leistungsfähigkeit des menschlichen Organismus, außerdem ebenso zur Wiederherstellung der Vitalität nach Verausgabung, zehrenden Krankheiten und Ähnlichem. Viele weitere gesundheitlich interessante Wirkungen runden das Spektrum seiner Heilkraft ab.

Kapitel 6

Fragen und Antworten

Frage: Ich habe gehört, dass einige Menschen schlimmes Herzklopfen nach dem Genuss von Guaranaprodukten bekamen, des Nachts nicht schlafen konnten und nervlich völlig überdreht waren. Wie kann so etwas passieren?

Antwort: Drei Ursachen können zu derartigen Erfahrungen führen: Zum einen besteht die Möglichkeit einer Koffeinüberempfindlichkeit. In diesem Fall müsste der Konsum von koffeinhaltigen Limonaden, Kaffee oder auch Schwarztee und Schokolade zu ähnlichen Symptomen führen. Zwar reagieren viele Menschen, die normalerweise übersensibel in Bezug auf Koffein sind, bei Guarana nicht unbedingt auffällig, aber diese gute Verträglichkeit trifft nicht auf alle zu.

Zum anderen kann einfach zu viel Guarana in einem zu kurzen Zeitraum eingenommen worden sein. „Allzuviel ist ungesund!", so sagt schon der Volksmund. Diese Weisheit gilt natürlich auch für Guarana. Abhängig von der von Mensch zu Mensch sehr unterschiedlichen Koffeintoleranz[27] sollte die *Tagesdosis* nicht mehr als zwei bis fünf Gramm betragen. Wesentlich höhere Einnahmemengen können zu den oben angegebenen Erscheinungen führen. Ab einer Einnahmemenge von etwa 20 Gramm Guarana innerhalb kurzer Zeit kann es wegen des darin enthaltenen Koffeinanteils von etwa einem Gramm zu einer regelrechten Koffeinvergiftung kommen, *die unbedingt sofortiger ärztlicher Behandlung bedarf!*

Am wahrscheinlichsten ist es jedoch, dass in den verwendeten Guarana-Produkten noch größere Mengen von synthetischem Koffein zugesetzt waren. Isoliertes Koffein ist aber im Gegensatz zu dem natürlichen, an Ballaststoffe gebundenem im Guarana recht unverträglich für die meisten Menschen. Ein aufmerksamer Blick auf die Pakkungsbeilage oder die Liste der Inhaltsstoffe kann dabei helfen. Sind deutlich mehr als 4 % Koffein ausgewiesen, wird höchstwahrscheinlich eine Extraportion isoliertes Koffein mit in dem Produkt enthalten sein. Ich persönlich

Bei Koffeinüberempfindlichkeit ist Guarana nicht empfehlenswert

20 Gramm Guarana auf einmal kann gefährlich werden!

lasse in so einem Fall meine Finger davon, denn Stress hat der Körper auch so schon genug.

Leider hat der Ruf von Guarana unter Produkten mit extra Koffeinzusatz ziemlich – und unverdienterweise – gelitten. Denn, wie schon weiter oben erwähnt ist das natürliche Koffein im Guarana normalerweise sehr gut verträglich – zivilisierte Einnahmemenge natürlich vorausgesetzt.

Guarana ist *kein* Rauschmittel, sondern eine Heilpflanze

Frage: Kann man von Guarana süchtig werden?

Antwort: Definitiv „Nein!". Guarana ist keine Droge wie etwa Alkohol, Tabak, Heroin oder Kokain. Genauso wenig wie ein Mensch von Grünem Tee oder Kakao abhängig werden kann, ist er durch Guarana suchtgefährdet.

Guarana ist eine heilsame Pflanze, deren gute Verträglichkeit seit Hunderten von Jahren von der Ethnomedizin der Indianer des Amazonasdschungels belegt ist. Millionen von Menschen in Südamerika trinken täglich Guarana-Limonade oder Guarana-Tee. Im Westen ist es seit vielen Jahren in unzähligen Produkten enthalten und mir ist keine staatliche Stelle bekannt, die Guarana in irgendeiner Form zu den Rauschdrogen rechnet, die unter das Betäubungsmittelgesetz fallen.

Leider wurde in den 80er Jahren Guarana aber von bestimmten Händlern vom Image her in die Nähe von Drogen zu rücken versucht, da sie sich davon bessere Verkaufserfolge versprachen. Unter dieser Marketingkampagne hat Guarana heute teilweise noch zu leiden.

Frage: Schadet die Produktion von Guarana dem Regenwald oder den dort lebenden Indios in irgendeiner Art und Weise?

Antwort: Ganz im Gegenteil! Guarana wird ja aus den Früchten des Guaranastrauches hergestellt. Das heißt, es braucht nichts abgeholzt zu werden. Am besten wächst die Guaranapflanze zusammen mit hohen Bäumen im Regenwald. Es ist also schon aus wirtschaftlichen Gründen sinnvoll, den Regenwald im Raum einer Guarana-Plantage zu erhalten. Für verschiedene Indiovölker im Amazonasgebiet ist die Guarana-Produktion eine traditionelle Angelegenheit, die bereits seit vielen Jahrhunderten bekannt und beliebt ist. Es werden also mit der Guarana-Produktion für die Deckung des Inlandsbedarfes und den Export traditionelle Arbeitsplätze erhalten und vielerorts sogar neu geschaffen.

Frage: Es heißt, Guarana sei gefährlich, weil es Menschen dazu verleite, ihren Körper zu überfordern und die Grenzen ihrer Leistungsfähigkeit falsch einzuschätzen. Was ist da dran?

Antwort: Guarana ist aus den in diesem Buch an verschiedenen Stellen genannten Gründen meines Erachtens als sicherer im Gebrauch als zum Beispiel Kaffee einzustufen. Viele Probleme, die dieses beliebte Getränk macht, können bei Guarana nicht oder nur bei exzessivem Konsum auftreten. Wer also ein Problem mit Guarana hat, müsste erst recht welche mit Kaffee, Schwarzem Tee oder handelsüblichen Colagetränken haben. Von einigen Energydrinks, denen isoliertes Koffein in Massen beigemischt ist, einmal ganz zu schweigen. Wer Probleme mit Arbeitssucht hat oder sich unbedingt total verausgaben will, wird Wege dazu finden. Guarana verleitet ebenso wenig wie Schokolade oder Cola irgend jemanden dazu, sich zu übernehmen. Entsprechende Entschlüsse trifft letztlich der Betreffende selbst. Und für diese Entscheidungen sollte auch jeder selbst die Verantwortung übernehmen, anstatt gesundheitsfördernden Nahrungsmitteln den Schwarzen Peter zuzuschieben.

Für Übertreibungen ist nicht Guarana, sondern der Mensch selbst verantwortlich

Anhang

Literaturangaben

Bücher

- „Amazonian Ethnobotanical Dictionary", James A. Duke und Rodolfo Vasquez, 1994.

- „Brazilian Herbs, Folklore, History & Uses", Antonio Bernardes, Shogun Editora e Arte Ltda. R. J., Brazil, 1984.

- „Earl Mindells Herb Bible", Earl Mindell, Simon & Shuster, New York, 1992.

- „Guarana", Michael van Straten, Safron Walden (The C. W. Daniel Co. Ltd.), 1994.

- „Heinerman´s Encyclopedia of Healing Herbs & Spices", John Heinerman, 1996.

- „Non-prescriptive drugs", Alan Li Wan Po; Blackwell, 1982.

Wissenschaftliche Arbeiten

• *Belliardo F, et al.*
HPLC determination of caffeine and theophylline in Paullinia cupana Kunth (guarana) and Cola spp. samples.
Z Lebensm Unters Forsch. 1985 May; 180(5): 398–401.
PMID: 4013524; UI: 85246990.

• *Bempong DK, et al.*
Dissolution and absorption of caffeine from guarana.
J Pharm Pharmacol. 1992 Sep; 44(9): 769–771.
PMID: 1360532; UI: 93085568.

• *Benoni H, et al.*
Studies on the essential oil from guarana.
Z Lebensm Unters Forsch. 1996 Jul; 203(1): 95–98.
PMID: 8765992; UI: 96331684.

• *Bydlowski SP, et al.*
An aqueous extract of guarana (Paullinia cupana) decreases platelet thromboxane synthesis.
Braz J Med Biol Res. 1991; 24(4): 421–424.
PMID: 1823256; UI: 92370044.

• *Bydlowski SP, et al.*
A novel property of an aqueous guarana extract (Paullinia cupana): inhibition of platelet aggregation in vitro and in vivo.
Braz J Med Biol Res. 1988; 21(3): 535–538.
PMID: 3228635; UI: 89150773.

• *Carlson M, et al.*
Liquid chromatographic determination of methylxanthines and catechins in herbal preparations containing guarana.
J AOAC Int. 1998 Jul; 81(4): 691–701.
PMID: 9680692; UI: 98345664.

• *da Fonseca CA, et al.*
Genotoxic and mutagenic effects of guarana (Paullinia cupana) in prokaryotic organisms.
Mutat Res. 1994 May; 321(3): 165–173.
PMID: 7513067; UI: 94217761.

• *Espinola EB, et al.*
Pharmacological activity of Guarana (Paullinia cupana Mart.) in laboratory animals.
J Ethnopharmacol. 1997 Feb; 55(3): 223–229.
PMID: 9080343; UI: 97235195.

• *Galduroz JC, et al.*
Acute effects of the Paulinia cupana „Guara-

na" on the cognition of normal volunteers.
Rev Paul Med. 1994 Jul; 112(3): 607–611.
PMID: 7638522; UI: 95365708.

• *Galduroz JC, et al.*
The effects of long-term administration of guarana on the cognition of normal, elderly volunteers.
Rev Paul Med. 1996 Jan; 114(1): 1073–1078.
PMID: 8984582; UI: 97104599.

• *Grando LJ, et al.*
In vitro study of enamel erosion caused by soft drinks and lemon juice in deciduous teeth analysed by stereomicroscopy and scanning electron microscopy.
Caries Res. 1996; 30(5): 373–378.
PMID: 8877092; UI: 97031166.

• *Henman AR.*
Guarana (Paullinia cupana var. sorbilis): ecological and social perspectives on an economic plant of the central Amazon basin.
J Ethnopharmacol. 1982 Nov; 6(3): 311–338.
PMID: 7154700; UI: 83113613

• *Hoffmann FL, et al.*
Survey of the microbiological quality of nonalcoholic carbonated beverages.
Folia Microbiol (Praha). 1997; 42(3): 199–202.
PMID: 9246762; UI: 97389626.

• *Katzung W.*
[Guarana—a natural product with high caffeine content].
Med Monatsschr Pharm. 1993 Nov; 16(11): 330–333. Review. German.
PMID: 8272001; UI: 94097273.

• *Lautenbacher L.*
„Guarana – Wundermittel oder Genussmittel?", Deutsche Apotheker Zeitung 134(31), 27–31 (1994).

• *Mattei R, et al.*
Guarana (Paullinia cupana): toxic behavioral effects in laboratory animals and antioxi-
dants activity in vitro.
J Ethnopharmacol. 1998 Mar; 60(2): 111–116.
PMID: 9582000; UI: 98241156.

• *Miura T, et al.*
Effect of guarana on exercise in normal and epinephrine-induced glycogenolytic mice.
Biol Pharm Bull. 1998 Jun; 21(6): 646–648.
PMID: 9657057; UI: 98321276.

• *Morton JF.*
Widespread tannin intake via stimulants and masticatories, especially guarana, kola nut, betel vine, and accessories.
Basic Life Sci. 1992; 59: 739–765. Review.
PMID: 1417698; UI: 93038463.

• *Pinheiro CE, et al.*
[Effect of guarana and Stevia Rebaudiana Bertoni (leaves) extracts, and stevioside, on the fermentation and synthesis of extracellular insoluble polysaccharides of dental plaque].
Rev Odontol Univ Sao Paulo. 1987 Oct; 1(4): 9–13. Portugese. PMID: 3270113; UI: 90083804.

• *Rommelspacher H.*
[Guarana]. Dtsch Med Wochenschr. 1995 Mar 17; 120(11): 384. German.
PMID: 7889823; UI: 95196539.

• *Salvadori MC, et al.*
Determination of xanthines by high-performance liquid chromatography and thin-layer chromatography in horse urine after ingestion of Guarana powder.
Analyst. 1994 Dec; 119(12): 2701–2703.
PMID: 7879880; UI: 95185591.

• *Santa Maria A, et al.*
Evaluation of the toxicity of guarana with in vitro bioassays.
Ecotoxicol Environ Saf. 1998 Mar; 39(3): 164–167.
PMID: 9570905; UI: 98238707.

Zum Thema Koffein

- *Gleiter C. H. und Deckert J.*
Coffein. Klinische Pharmakologie und Anwendung als Pharmakon. Medizinische Monatszeitschrift Pharmakologie (1992), 15.

Weitere Bücher von Walter Lübeck zu verwandten Themen

„Heilen mit Lapacho-Tee", Windpferd Verlag
Ausführliche Informationen über einen wohlschmeckenden Tee aus der inneren Rinde des in Südamerika beheimateten Lapachobaumes mit herausragenden Qualitäten zur Förderung der Gesundheit. Mit Anwendungs-ABC und großem Rezeptteil.

„Grüner Tee", Windpferd Verlag
Geschichte, Gebrauch und Heilkräfte des „Getränks der Weisen Asiens".

„Das Lapacho-Handbuch", Windpferd Verlag
Neuentdeckte, wichtige Informationen über Lapacho, weitere Rezepte und „Lapama", die ultimative Vitalteerezeptur aus Südamerika.

„L-Carnitin", Windpferd Verlag
Die Dokumentation über das vergessene Vitamin, das seit Jahrzehnten bereits von Spitzensportlern zur Leistungssteigerung und -erhaltung mit großen Erfolgen eingesetzt wird. Besonders wichtig für Vegetarier und Menschen, die hohen Anforderungen gerecht werden wollen.

„Handbuch für Lebensberater", Windpferd Verlag
Die besten Wege durch den Dschungel des Lebens für sich und andere finden.

Anmerkungen

[1] Eine ausführliche Beschreibung der Heilwirkungen und der richtigen Zubereitung des Grünen Tees in seinen vielfältigen Spielarten sowie ein umfangreicher Rezeptteil findet sich in meinem Buch: „Grüner Tee – heilkräftiger Genuss" aus dem Windpferd Verlag.

[2] Es gibt noch eine eng verwandte Art: Paullinia sorbilis, deren Samen oft mit Paullinia cupana gemischt werden. Die Wirkung von P. sorbilis ist gleich der von P. cupana.

[3] Die FUNAI, die nationale Indianerstiftung Brasiliens, fördert und initiiert seit 1980 zahlreiche Projekte zur Förderung des regionalen Guarana-Anbaus. Dabei werden die Interessen und Traditionen der Indios respektiert und in angemessener Weise einbezogen.

[4] Benannt nach dem Mauès-Fluss in Brasilien.

[5] Weiter unten habe ich diese Geschichte wiedergegeben, wie sie seit Menschengedenken bei den Mauès-Sateres erzählt wird.

[6] Der Regenwald ist ein immergrüner Laubwald, der heute immerhin noch 6 % der Erdoberfläche bedeckt. In ihm fällt die Hälfte allen Regens auf der ganzen Welt! Er erfüllt wichtige ökologische Funktionen, wird aber durch Menschenhand immer mehr vernichtet.

[7] PMS = Prämenstruelles Syndrom.

[8] Ausführliche Informationen über die hochinteressante Nahrungsergänzung L-Carnitin finden Sie in meinem gleichnamigen, im Windpferd Verlag erschienenen Buch.

[9] Tupa oder auch Tupan war in alter Zeit der Gott des Donners bei den Tupi-Guarani-Indios an der Küste Brasiliens und in Paraguay, denen auch der Stamm der Mauès-Sateres angehört. Von den aus Europa mit den Konquistadoren in das Land gekommenen Missionaren wurde er mit dem höchsten Wesen und damit ihrem Christengott gleichgesetzt. Eine Verfahrensweise, die oft zur schnelleren Bekehrung störrischer Heiden überall auf der Welt angewendet wurde. Tupan ist selbst in unseren Tagen noch unter den Angehörigen des Guarani-Volkes der Name für Gott in weiten Teilen Brasiliens und Paraguays. Tupan bedeutet auch gleichzeitig „heilig".

[10] Einen Auszug der meines Erachtens wichtigsten Studien und der relevanten Literatur finden Sie im Literaturverzeichnis im Anhang ab S. 56.

[11] Zusammenziehendes, blutstillendes Heilmittel.

[12] Als Quellenmaterial für diese Liste habe ich sowohl die Ergebnisse der wissenschaftlichen Forschung als auch tradiertes Wissen aus der Ethnomedizin der Indios verwendet.

[13] Das Krankheitsbild von Ruhr beinhaltet unter anderem: plötzlich einsetzendes Fieber; Appetitlosigkeit; Erschöpfungszustände; Bauchschmerzen, die kolikartigen Charakter annehmen können; Erbrechen; häufige, oft krampfartige Durchfälle mit Blut und Schleim durchsetzt. Die Ruhrerkrankung wird durch Verzehr von mit entsprechenden Bakterien verseuchten Nahrungsmitteln oder kalten Getränken wie Milch oder Wasser übertragen.

[14] Diese Befindlichkeitsstörungen sind auch unter der Sammelbezeichnung PMS = Prämenstruelles Syndrom bekannt.

[15] Tachykardie: stark beschleunigter Herzschlag, Herzjagen.

[16] Diese Angabe lässt sich nicht genau machen, da der Koffeingehalt des Guaranas in einer Breite von etwa 3 % bis etwa 5 % schwankt.

[17] Amide sind Grundstoffe von Proteinen und Peptiden. Sie fördern die Aufnahme des im Guarana enthaltenen Koffeins in den Stoffwechsel.

[18] Sie sind wichtige Grundstoffe von DNS- und RNS-Molekülen, den Trägern der Erbinformationen im Körper. Beide Substanzen sind nicht toxisch.

[19] Gelbe Farbstoffe.

[20] Diese Substanz wird für den Aufbau von Zellmembranen verwendet und dient gleichfalls als Grundsubstanz für die körpereigene Synthese von Steroiden. In den Mengen, in denen Cholesterol in Guarana enthalten ist, kann es keine toxische Wirkung im Stoffwechsel hervorrufen.

[21] Übermäßiges Wachstum einzelner Körperteile.

[22] Schüttellähmung.

[23] Weckamine (Weckmittel), stimulierende Kreislaufmittel mit stark erregender Wirkung auf das Zentrale Nervensystem. Psychoanaleptika, chemisch dem Adrenalin nahestehend.

[24] Amphetamin ist in Bezug auf seine chemische Struktur und auch auf seine arzneiliche Wirkung ähnlich dem Adrenalin. Es wirkt also insgesamt aufputschend. Regelmäßiger Amphetamingebrauch kann zu Abhängigkeit führen. Es ist als – verbotenes – Dopingmittel bekannt.

[25] Auch unter der Bezeichnung *Neurotropika* bekannte Arzneimittel, die mittels Verbesserung der Gehirndurchblutung und des Stoffwechsels im Gehirn eine Verbesserung der Leistungsfähigkeit des Gehirns im fortgeschrittenen Alter bewirken sollen. Bekannte Markennamen derartiger Medikamente sind zum Beispiel *Meclofenoxat*® und *Piracetam*®.

[26] Körperlich macht Koffein kaum abhängig.

[27] Die Koffeintoleranz ist abhängig von Alter, Gesundheitszustand, Körpergewicht, momentaner Befindlichkeit und der Empfindlichkeit, mit der der Stoffwechsel und das Nervensystem grundsätzlich auf Koffein reagieren.

Adressen und Bezugsquellen

Der Leserservice des Windpferd-Verlages hält eine Liste mit Gurarana-Anbietern für Sie bereit. Diese Liste wird ständig aktualisiert. Sie können sie unter folgender Internet-Adresse abrufen:

http://www.windpferd.com

Mehr über Walter Lübeck und seine zahlreichen weiteren Buch-, Karten-, Musik- und CD-ROM-Veröffentlichungen können Sie sich ebenfalls unter dieser Adresse ansehen. Sie finden dort natürlich auch das gesamte Windpferd Buch- und Musikangebot und können sogar Ausschnitte der neuesten Musikproduktionen anhören.

Sofern sie nicht über einen Internetzugang verfügen, können Sie diese Liste auch direkt beim Windpferd Verlag unter dem Stichwort: „Gurarana" anfordern. Legen Sie dazu bitte immer einen adressierten und frankierten Rückumschlag bei. Die Adresse lautet: Windpferd Verlag, Postfach, 87648 Aitrang.

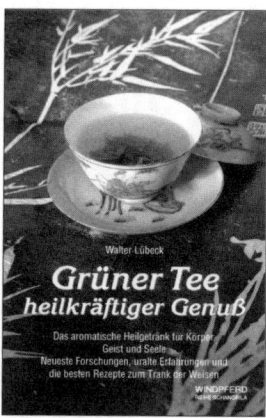

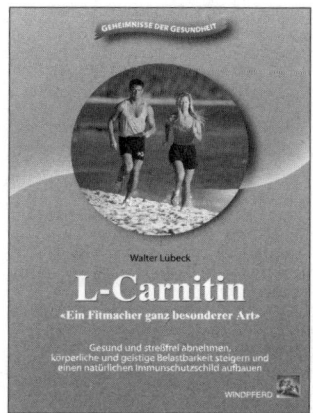

Walter Lübeck

Grüner Tee
heilkräftiger Genuß

**Das aromatische Heilgetränk für-
Körper, Geist und Seele · Neueste
Forschungen, uralte Erfahrungen
und die besten Rezepte zum Trank
der Weisen**

Schon die buddhistischen und taoisti-
schen Mönche im alten China tran-
ken ihn täglich, und heute wissen ihn
bereits wieder viele Menschen als
Wohltat für Körper, Seele und Geist
zu schätzen. Das Buch enthält neueste Forschungen, uralte Erfahrungen
und die besten Rezepte über den
Grünen Tee. Sie erfahren alles, was
Sie zum Genuß dieses aromatischen
und bekömmlichen Getränkes wissen
müssen. Seine phantastischen und
äußerst vielfältigen Heilkräfte werden
spannend beschrieben und mit
Erfahrungsberichten belegt. In der
Tradition der Tee-Zeremonie begeg-
net der Leser einer Lebenseinstel-
lung, die den Blick für das wirklich
Wichtige im Leben reifen läßt.

144 Seiten ,ISBN 3-89385-229-8
DM 19,80/SFr 19,00/ÖS 145,00

Walter Lübeck

L-Carnitin

**Ein Fitmacher ganz besonderer Art
Gesund und streßfrei abnehmen,
körperliche und geistige Belast-
barkeit steigern und einen natürlichen Immunschutzschild aufbauen**

Mit Beginn dieses Jahrhunderts entdeckt und seit den 70er Jahren erst-
mals erforscht, entdeckte man Sen-
sationelles: Streß, Müdigkeit, Übergewicht, Gedächtnismangel werden
positiv beeinflußt, Fett leicht ab- und
Muskeln schnell aufgebaut. L-Carnitin entwickelte sich vom „Fitmacher
für Sportbewußte" auch zum Lebens-
elixier für Schwangere, Kinder und
ältere Menschen, die länger agil bleiben möchten.
Besonders auch für Vegetarier ist
L-Carnitin wichtig, da es mit der Nah-
rung aufgenommen werden muß und
Vegetarisches viel zu wenig davon
enthält. So lassen sich etliche Probleme dieser Ernährungsweise durch
zusätzliches L-Carnitin vermeiden.

88 Seiten, ISBN 3-89385-271-9
DM 19,80/SFr 19,00/ÖS 145,00

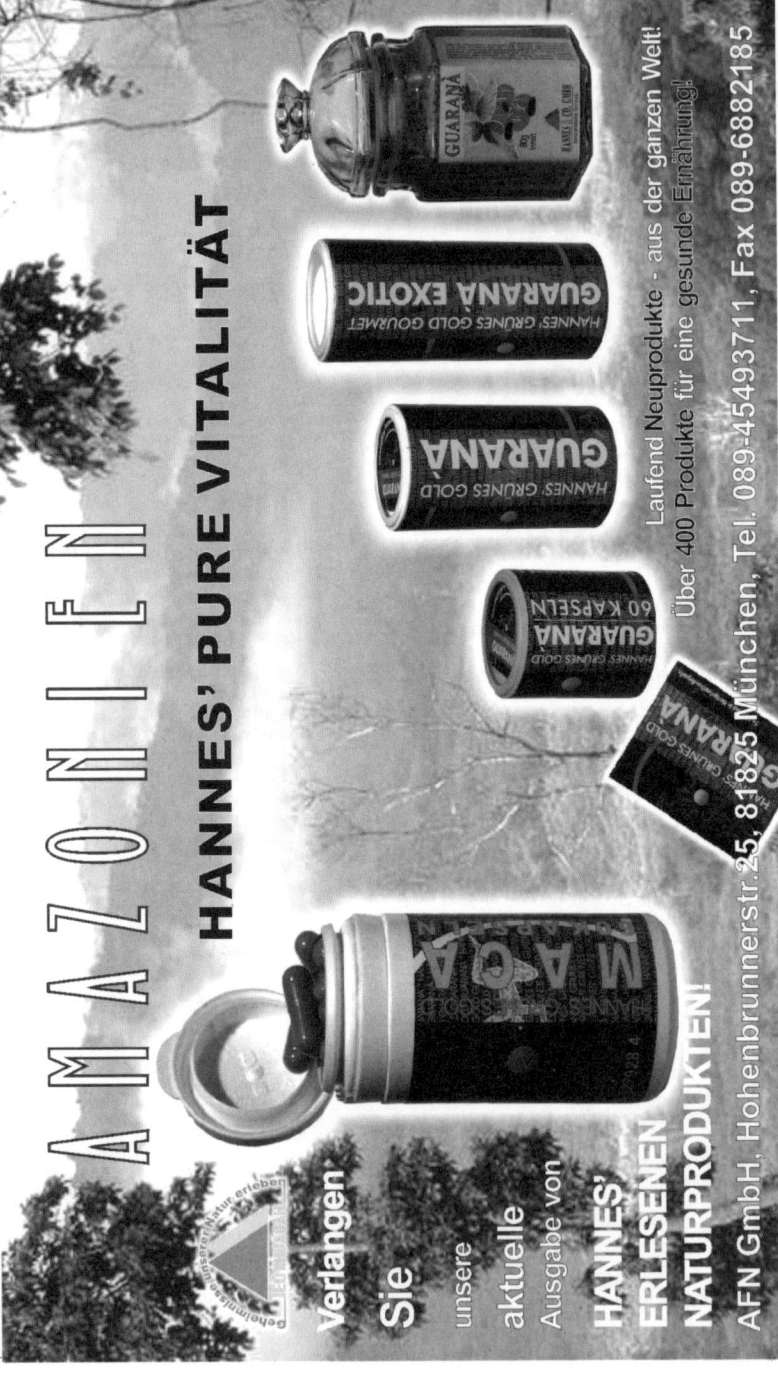

Guarana -
Bio-Power

von 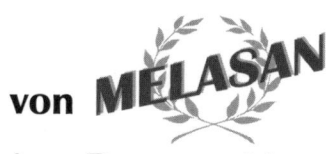 MELASAN

- das Original aus dem Regenwald

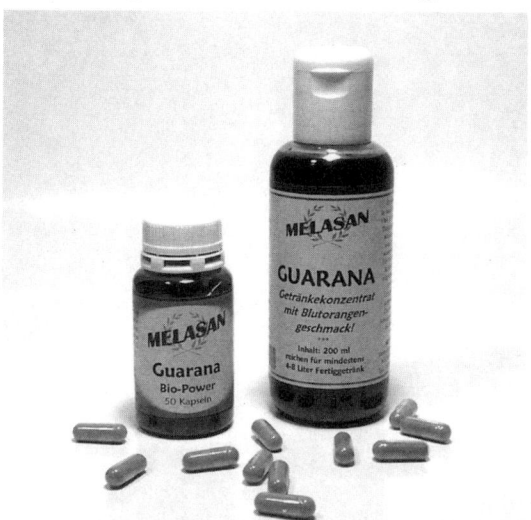

MELASAN, denn Qualität hat einen Namen!

Beachten Sie unsere unverbindlich empfohlenen Verkaufspreise für

Guarana Bio-Power Kapseln

zu 50 Stück DM 16,80 (ATS 119,-- bzw. EURO 8,65)
zu 150 Stück DM 45,90 (ATS 329,-- bzw. EURO 23,91) und

Guarana - das Getränkekonzentrat für mehr Energie und
weniger Hunger (reicht für ca. 8 l Fertiggetränk)
zu 200 ml DM 27,90 (ATS 198,-- bzw. EURO 14,39)

MELASAN - Produkte erhalten Sie in Ihrer Apotheke

Wenn Sie mehr über **MELASAN**-Produkte für
Gesundheit, Schönheit & Wohlbefinden
wissen möchten, dann besuchen Sie uns im Internet unter
www.melasan.com

oder kontaktieren uns unter:
Tel.: 0043-(0)6212-2010, Fax: 0043-(0)6212-2495
E-Mail: melasan@ping.at

MELASAN · A-5280 Braunau · A-5201 Seekirchen · D-84359 Simbach